Y0-CBF-529

¡Sin estrés!

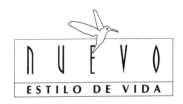

ESTILO DE VIDA

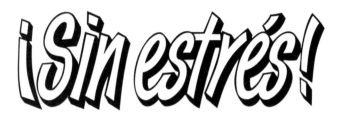

Julián Melgosa

Doctor en Psicología
Profesor de la Open University (Universidad a Distancia)
y del Newbold College (Inglaterra)

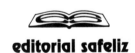

editorial safeliz

ASOCIACIÓN PUBLICADORA INTERAMERICANA

BELICE – BOGOTÁ – CARACAS – GUATEMALA – MÉXICO
PANAMÁ – SAN JOSÉ, C.R. – SAN JUAN, P.R. – SAN SALVADOR
SANTO DOMINGO – TEGUCIGALPA

Serie:	**Nuevo Estilo de Vida**
Director editorial:	José Rodríguez Bernal
Jefe de Redacción:	Jorge Pamplona Roger
Redacción:	Francesc X. Gelabert, Luis González Soriano
Maqueta:	Josefina Subirada Mora
Infografía digital:	Benjamín I. Galindo
Diseño de la cubierta:	José Mª Weindl

Impreso en México por
Litografía Magnograf, S.A. de C.V.
Calle E No. 6
Fraccionamiento industrial Puebla 2000
Puebla, Puebla

Printed in Mexico

Copyright by   EDITORIAL SAFELIZ, S.L.
                ISBN: 84-7208-101-X
                Depósito legal: M – 9071 – 1995

Editado por: Agencia de Publicaciones México Central, A.C.

Esta obra se publica en coproducción para España y las Américas por:

EDITORIAL SAFELIZ
Aravaca, 8 / 28040 Madrid (España)
Tel. 533 42 38 / fax 533 16 85

ASOCIACIÓN PUBLICADORA INTERAMERICANA
1890 N.W. 95th Avenue
Miami, FL 33172
Estados Unidos de Norteamérica

1ª Edición - México Abril 1995
2ª Edición - México Marzo 1997
3ª Edición - México Julio 2000

ÍNDICE

Para todo el mundo

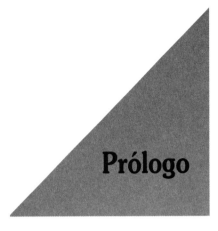

*D*ESDE que Hans Seyle propuso, hace ya más de medio siglo, su teoría de que las enfermedades tienen al estrés como causa común, sus ideas se han ido confirmando y matizando.

Los dirigentes de máximo nivel, los ejecutivos, los profesores, los profesionales, los oficinistas, los obreros, las amas de casa, los jóvenes, los niños... ¡hasta los animales!, todos sufren los efectos del estrés.

Técnicamente hablando se denomina 'estrés', no a lo que nos agrede, sino a la forma cómo reaccionamos ante cualquier agresión.

Los factores agresivos, llamados estresores o agentes estresantes, proceden de cuatro ámbitos constituyentes de la vida de todo ser humano:

✓el físico,

El que conoce a otros es entendido; el que se conoce a sí mismo es sabio.

LAO-TSE
filósofo chino
siglo VI a.C.

✓ *el mental,*

✓ *el social, y*

✓ *el espiritual.*

Los efectos de no saber reaccionar apropiadamente frente a dichos agentes, se manifiestan también en esos mismos cuatro ámbitos de la vida de cada individuo.

El estrés provoca enfermedades físicas concretas, preocupación y angustia, que pueden desembocar en trastornos mentales; desórdenes familiares y sociales; así como la pérdida de la dimensión espiritual, tan necesaria para salir a flote en las dificultades.

Damos una calurosa bienvenida a ¡SIN ESTRÉS!, del doctor Melgosa, porque resultaba un libro necesario para los hombres de negocios, para los personajes públicos, para los profesionales de la docencia, para los consejeros, para las madres de familia, para los padres, para los hijos, para los abuelos...

En realidad todos y cada uno de los habitantes de este planeta, sacudido por la que parece la mayor crisis de la historia, necesitan, no sólo controlar, sino también aprender a resolver el estrés, atacándolo en su origen.

Quien no aprende a controlar el estrés en sus inicios, lo pagará con su salud y su tranquilidad, es decir, con infelicidad. En cambio, quien aprende a discernir los efectos dañinos del estrés, podrá disfrutar de un nuevo estilo de vida más sano y satisfactorio.

Ante la imposibilidad de adaptar el entorno, se impone un cambio personal. Y en esta recién publicada obra de la colección NUEVO ESTILO DE VIDA, ¡SIN ESTRÉS!, se exponen, de forma práctica, clara y amena, las más acreditadas técnicas para lograrlo.

Creemos, pues, que el tiempo que se invierta en la lectura, el repaso, e incluso el estudio, del libro que el lector tiene en sus manos, no sólo habrá estado bien aprovechado, sino que puede marcar el punto de partida para un cambio altamente positivo, si se ponen en práctica sus indicaciones y sugerencias.

Bien sea que usted haya seguido un curso para controlar el estrés, o que ahora reciba por vez primera información y consejo acerca de este problema, le recomendamos ¡SIN ESTRÉS!

JOSÉ CARLOS RANDO*
Licenciado en Teología. Consejero familiar.

---

* Profesor y conferenciante de amplia experiencia en la dirección y realización de cursos para el control del estrés en toda América y en España.

Ni tanto ni tan aprisa

CORRER y abarcar: dos términos que podrían resumir el estilo de vida actual. ¡Cuántas veces lo observamos en los demás, o caemos nosotros mismos en las prisas y el deseo de realizar gran número de actividades a un tiempo!

«¿Para cuándo lo tendrán...?» «¿No me lo pueden terminar antes...?» «No creo que me dé tiempo...»

«Se da cuenta del tiempo que llevamos aguardando...» «Por favor, dése prisa; no puedo perder ni un minuto más.» «Otra vez llegamos tarde.»

«No te das cuenta de que todavía hay mucho que hacer...» «Tengo que terminarlo hoy mismo.» «Sólo me quedan veinte minutos...» «Oye, lo siento, ya no puedo esperar más.»

La pretendida necesidad de hacer muchas cosas, impone la urgencia de realizarlas cada vez a mayor velocidad.

La mayoría de la gente come con prisa, habla deprisa, se mueve aceleradamente de

¿De qué nos sirve correr si no vamos por el buen camino?

PROVERBIO ALEMÁN

un lado para otro, viaja a toda velocidad miles y miles de kilómetros todos los años, cambia frecuentemente de trabajo, de casa, de automóvil,...

Pero, desafortunadamente, al final de la carrera, pocos pueden decir:

«¡Ha merecido la pena!»

Por el contrario, gran parte del proceso se ha vivido sin disfrutarlo y cargado de tensión; la relación con otras personas se ha deteriorado; la salud física se ha debilitado en exceso; y la salud mental también ha sufrido las correspondientes consecuencias.

Este libro pretende **alertar** al lector del **peligro del estrés.**

El advenimiento súbito y sutil de este problema moderno, ha sorprendido a muchos sin estar preparados para afrontarlo.

Y es que, cuando el estrés ataca, se necesita una actitud especial ante las dificultades, una visión particular de los hábitos en la vida diaria, así como el conocimiento práctico de una serie de técnicas específicas para prevenirlo y combatirlo.

A través de las páginas que presentamos a continuación, deseamos informar cabalmente al lector sobre el origen del estrés, sus consecuencias, y cómo aprender a controlarlo.

Con este propósito, al final de la obra ofrecemos un **"Plan de 5 Días para Controlar el Estrés".** El autor lo ha creado con la intención de que todas las directrices y consejos que se ofrecen en este libro puedan tener una aplicación práctica para cada uno de los lectores.

Tanto el autor como los editores, confían en que este **"Plan de 5 Días"** va a resultar útil para que, psicólogos, educadores y consejeros, puedan llevar a cabo seminarios y cursos prácticos.

Todo este libro, pero especialmente el **"Plan"**, quiere ser una herramienta práctica que ayude a muchos de los que padecen estrés a **controlarlo** y **canalizarlo** de forma constructiva.

Y es que, por encima de todo, anhelamos que el lector se detenga en su carrera, quizá desenfrenada, y analice el sentido de su conducta y su existencia para orientarlas de una manera satisfactoria y positiva hacia un NUEVO ESTILO DE VIDA.

Si este libro, como esperamos, le resulta útil a usted, querido lector, en la consecución de este importante logro, el autor, los editores, y cuantos han contribuido a su difusión, nos sentiremos más que satisfechos, pues habrá cumplido el mejor de sus propósitos.*

---

* Agradeceríamos a los lectores y usuarios de ¡SIN ESTRÉS!, que nos hicieran llegar los resultados de los tests de autoevaluación (págs. 156-166) realizados en cursos y seminarios de distintas zonas y países. Así, las puntuaciones que se ofrecen como referencia, se podrán ajustar al máximo a la realidad sociocultural de cada lugar.

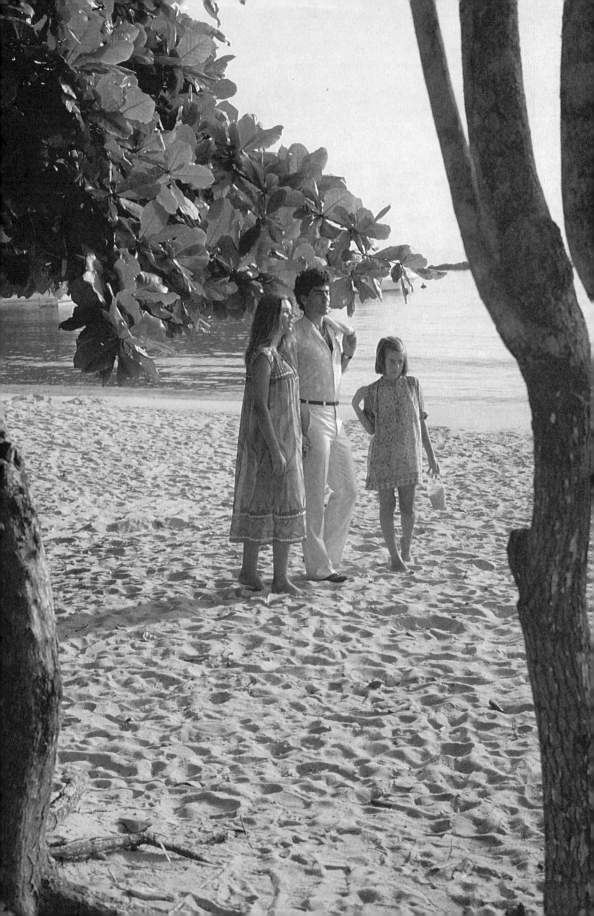

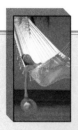

¡Sin estrés!

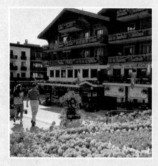

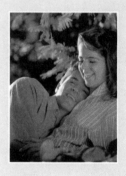

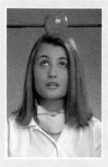

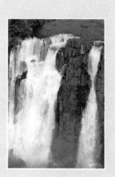

ESTRUCTURA DE LA OBRA

ver el "Índice", pág. 5

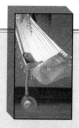

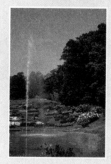

cap. 5. El estrés a lo largo de la vida
pág. 87

A cualquier edad

El estrés no es patrimonio de una clase social o edad determinadas.
A lo largo de toda la existencia sufrimos tensiones y problemas.
Así que es necesario que enseñemos a nuestros hijos,
desde bien temprano, a controlar el estrés.
Peculiaridades del **estrés femenino.**

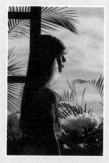

cap. 6. Cómo prevenir el estrés
pág. 107

Evitar lo evitable...

Y saber aceptar lo inevitable.
La prevención efectiva del estrés puede requerir la adaptación a un
nuevo estilo de vida...
Para ello hay que distinguir entre lo posible, lo conveniente y
lo ideal.

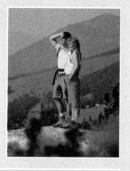

cap. 7. Cómo afrontar el estrés
pág. 127

Reconducir las tensiones

Cuando los agentes estresantes puedan eliminarse, hay que
procurar hacerlos desaparecer, pero cuando esto no resulte
factible, hemos de aprender a controlarlos y canalizarlos,
para que, en lugar de ser un impedimento,
se conviertan en un estímulo positivo.

Tests de autoevaluación

- Grado de estrés personal: pág. 156
- El ejercicio físico que cada cual necesita: pág. 162
- Grado de estrés de los acontecimientos: pág. 164
- Lo que falta y lo que sobra en mi alimentación: pág. 166

PLAN DE 5 DÍAS PARA CONTROLAR EL ESTRÉS

Método práctico de aplicación individual, o en terapia de grupo: págs. 168-179

REPASO GENERAL EN DOS... PÁGINAS:

págs. 180-181

ÍNDICE ALFABÉTICO DE CONSULTA INMEDIATA: pág. 185

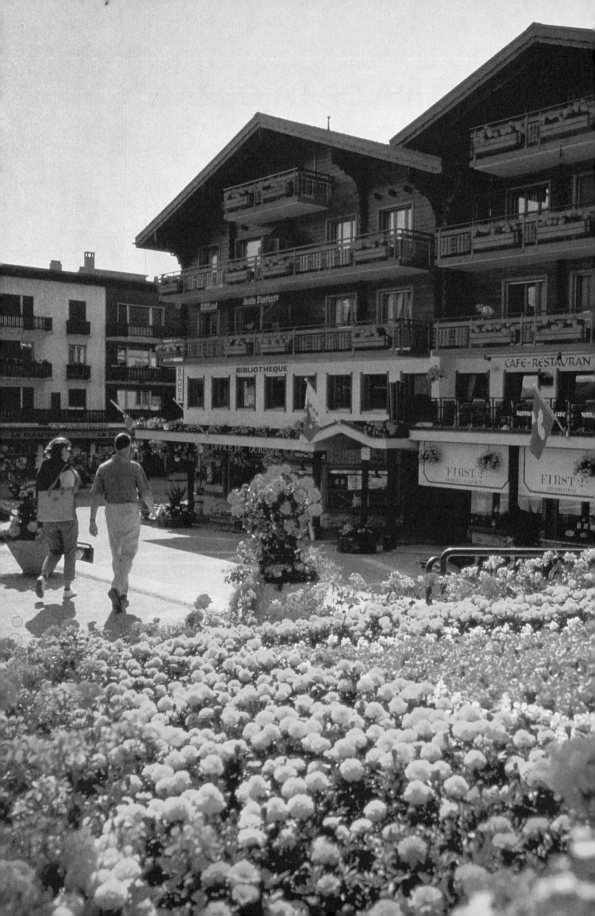

1

¿Qué es el estrés?

YO CREÍA que el estrés era cosa de gente adinerada, o de aquellos que ocupan puestos de alta responsabilidad, como los políticos, grandes empresarios, abogados, jueces, o los ejecutivos; mientras que los trabajadores asalariados, o las amas de casa, se situaban en el nivel más bajo de la escala del estrés.

Pero... Recuerdo aquella tarde en que mi esposa tuvo que salir, y me quedé al cuidado de la casa y los niños:

«Los acuesto a las ocho, y así tengo tiempo para leer un poco», fue mi rápido y optimista análisis.

A las siete tenía que darles la cena. A las siete y media, el baño; y a las ocho en punto, a la cama...

–Papá, vamos a jugar a algo –dijo Claudia, en cuanto se hubo ido mamá.

–¿Y a qué quieres jugar...? –le pregunté.

–Al escondite –replicó sin titubear.

No os agobiéis
por el mañana,
porque
el mañana traerá
su propio agobio.
A cada día
le bastan
sus disgustos.

JESUCRISTO
SAN MATEO V, 34
NUEVA BIBLIA ESPAÑOLA

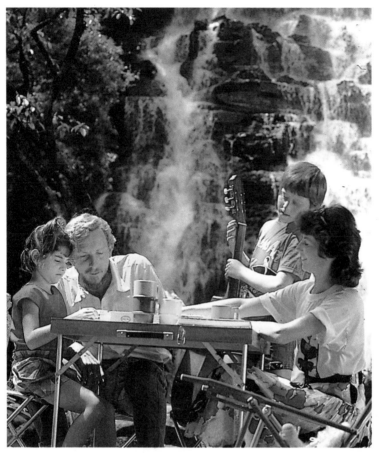

La familia es el fundamento de la sociedad, así como del bienestar y la realización individual. Pero no hemos de olvidar que los vínculos familiares, por su intensidad y su intimidad, pueden convertirse en una de las fuentes más importantes de estrés.

Quizá fuera lo ideal para una niña de seis años, pero yo no tenía ánimo para eso. Así que no acepté la propuesta.

Eric, que entonces tenía tres años, me trajo unos cochecitos al sofá. Esto parecía más razonable. Así que me puse a jugar "a los autos" con él.

De repente, oigo a Claudia gritar entre sollozos:

–¡No es justo! ¡Con él juegas y conmigo no!

–¿Por qué no juegas con nosotros? –sugerí.

–Porque eso es muy aburrido. Yo quiero jugar al escondite… o a algo divertido.

–Vale. Jugad a lo que queráis vosotros, y me dejáis tranquilo un rato… nada más.

Pero, en realidad, no cambió el panorama.

Eric se me sentó encima de la pierna y empezó a montar a caballo. En cuanto Claudia lo hubo visto, de un salto se subió en la otra para hacer su propio caballito.

–¡Ay! ¡Me estáis haciendo daño! Bajaos, por favor. Voy a prepararos algo rico de cenar.

–¡Bieeeeeeeen! –fue la unánime respuesta.

Ya en la cocina saqué un par de huevos. Preparé la sartén y el aceite. Eric quería ver lo que pasaba. Así que se me ocurrió sentarlo en lo alto junto a la cocina. El teléfono sonó en aquel momento. Corrí a contestarlo. Segundos después, Claudia me interrumpía con una cara de susto impresionante.

En todos los ámbitos de la vida se generan tensiones. Cuando alguien pretende eliminarlas por completo, es muy probable que lo único que consiga es estresarse aún más. Lo inteligente y positivo es controlarlas, para luego canalizarlas de manera constructiva.

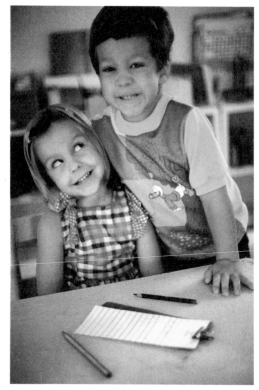

–La botella de aceite. Se ha caído. Pero yo no he sido. Ha sido Eric...

Entré en la cocina. Allí estaba Eric, sentado sobre el medio litro de aceite derramado, con los pantalones empapados, y goteando al suelo.

Me lo debió de ver en la cara, porque, en cuanto me acerqué a él, dijo con voz muy queda:

–"Caudia"...

Yo sabía que Claudia no había sido. Pero, con sólo tres años recién cumplidos, el niño ya había aprendido que se puede culpar a los demás de nuestras propias faltas.

Al fin y al cabo la culpa la tenía yo por haberlo subido. Limpié el aceite lo mejor que pude. Puse la ropa a remojo con detergente, y pensé en darles el baño enseguida.

El baño no fue del todo mal. Incluso me dio tiempo a freír los huevos mientras lo tomaban. También puse unas rebanadas de pan en el horno para tostarlas, y fui a buscar los pijamas. Mientras los buscaba, el siguiente aviso me vino por el olfato...

Me fui corriendo a la cocina. Abrí el horno, y en medio de una espesa humareda pude entrever el pan completamente carbonizado.

A todo esto ya eran las nueve. Una hora de retraso sobre lo previsto.

Después de una pequeña discusión por negarse a ir a dormir, le leí un relato a Eric y se quedó acostado tranquilamente. A continuación, me dirigí a la habitación de Claudia para contarle su historia.

Ya estaba a punto de terminar la pesadilla de los niños, y al fin podría relajarme un poco.

Salí del cuarto de Claudia; pasé por la habitación de Eric. Ya estaba dormido. Lo miré y sonreí con satisfacción.

–Papá, tengo sed.

Era Claudia. Yo sabía que éste era el último acto del ritual previo al sueño. Así que, sin protestar, le llevé su vaso de agua

EL ESTRÉS...

ES
- la reacción que tiene el organismo ante cualquier demanda
- un estado de fuerte tensión fisiológica o psicológica
- la preparación para el ataque o la huida
- el comienzo de una serie de enfermedades

NO ES
- necesariamente nocivo, ya que a menudo ayuda a alcanzar los objetivos deseados
- ansiedad
- miedo
- la causa directa de las enfermedades, aunque con frecuencia contribuye a su desarrollo

a la cama. En aquel momento, me dirigí al baño y, repentinamente, oigo el llanto desesperado de Claudia.

«¡Por favor...! ¿Qué estará pasando ahora?», me pregunté.

Lloraba tanto que no podía ni explicarme lo que había pasado. El agua se había derramado por la cama.

–¡Está claro que no vais a dejar a vuestro padre en paz! ¡Sal de la cama! –manifesté con toda la frustración del mundo.

–¿Ha sido "Caudia"? –oí a mis espaldas.

Eric se había despertado con el alboroto.

En ese momento sentí toda una carga física y psicológica de las pequeñas tragedias vividas en las últimas dos horas. Me sobrevino una tensión brutal por todo el cuerpo. Sentía unas ganas tremendas de chillar... o de llorar. Tuve que controlarme y hacer frente a lo que tenía delante, pero no sin un titánico esfuerzo.

Estaba experimentando el estrés de una forma muy clara.

Cambiadas las sábanas y el pijama de Claudia, la situación se calmó; con lo que los dos lograron dormirse en unos minutos.

Eran las diez menos cuarto.

Me dejé caer sobre el sofá.

A los cinco minutos escuché la llave de la puerta deslizarse suavemente por la cerradura.

Era mi esposa de regreso.

Al entrar al salón, con una alegre y franca sonrisa, me dijo:

–¡Qué silencio!¡Qué tranquilidad!... La verdad es que, después de todo, el trabajo de madre y ama de casa no es tan duro.

Yo mismo lo había dicho en otras ocasiones...

En castellano 'estrés' no suele usarse en sentido positivo. De hecho, el Diccionario de la Academia de la Lengua, únicamente ofrece una acepción negativa en su definición de este término. Pero también existe un estrés "positivo", que suele denominarse 'tensión'.

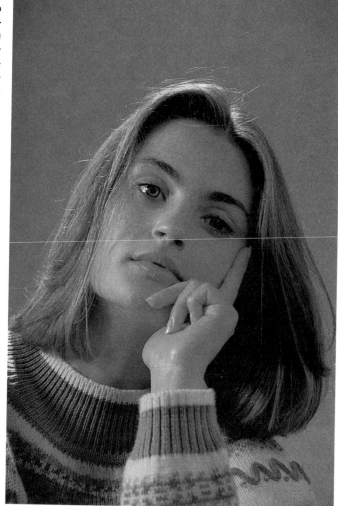

Definición de estrés

¿Qué significa realmente la palabra 'estrés'?

El término 'estrés' es una adaptación al castellano de la voz inglesa *stress*. Esta palabra apareció en el inglés medieval en la forma de *distress,* que, a su vez, provenía del francés antiguo *destresse* ('estar bajo estrechez' u 'opresión').

Con el paso de los siglos, los hablantes del inglés empezaron a utilizar la palabra *stress* sin perder la original *distress*. Por ello, ambas resultan corrientes en el inglés moderno. La primera hace referencia a 'énfasis', 'tensión' o 'presión' —unas veces en sentido negativo u otras positivo–, y la segunda a una situación de dolor psíquico, sufrimiento o angustia —siempre en sentido negativo–.

En nuestro idioma, la palabra 'estrés' tiene un significado similar al equivalente sajón, pero ha llegado desprovista del matiz positivo. No se dice: «Tengo tanto estrés que todo me está saliendo bien...» Por lo general, se menciona el término para indicar un estado emocional tan tenso que, precisamente, impide la correcta realización de ninguna tarea.

Debido a las alteraciones que el estrés provoca en la persona, podemos entender este concepto como un conjunto de reacciones fisiológicas y psicológicas que experimenta el organismo cuando se lo somete a fuertes demandas, como veremos en el capítulo siguiente.

El **estrés** tiene **dos componentes básicos:**

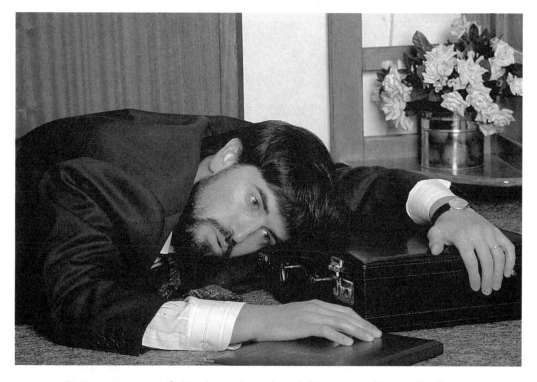

Todos tenemos un límite. Aprender a descubrirlo, y no sobrepasarlo durante demasiado tiempo, es fundamental para que nuestra vida mejore en cantidad, y sobre todo en calidad.

- los **agentes estresantes,** o **estresores,** que son las circunstancias del entorno que lo producen, y
- las **respuestas al estrés,** que son las reacciones del individuo ante los mencionados agentes.

Ya aquí encontramos significativas diferencias individuales. Mientras que para algunos el hecho de rendir un examen, sufrir un atasco automovilístico, o mantener una fuerte discusión con un familiar o amigo, resultan experiencias agotadoras, con un fortísimo efecto negativo sobre el sistema nervioso; para otros, esas vivencias resultan tan sólo ligeramente alteradoras.

Como se expone de manera gráfica en la página contigua, el estrés se acusa según la fortaleza individual y el peso de la carga.

Cuando alguien no se halla fuerte anímicamente, o ignora las técnicas para afrontar el estrés, y la carga le resulta excesiva, con toda probabilidad acabará tropezando o sucumbiendo ante cualquier obstáculo que se le presente.

Luego, la preparación para **prevenir y afrontar el estrés** debe necesariamente encaminarse a:
- **fortalecer a la persona,** y
- **aligerar su carga.**

PERSONAS CON DISTINTA FORTALEZA Y CON IGUAL CARGA

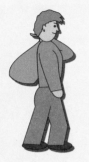 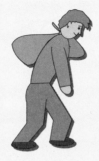 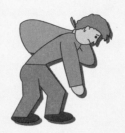

Para poder prevenir y afrontar el estrés, lo primero es fortalecer psicológica y físicamente al individuo, de modo que pueda resistir los inevitables embates de la vida.

FUERTE   **MEDIA**   **DÉBIL**

LA MISMA PERSONA CON DISTINTA CARGA

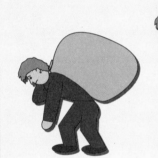 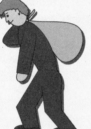 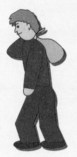

La otra vía, para conseguir el control del estrés y sus efectos, es aprender a disminuir el peso de los problemas personales, de modo que no superen nuestra propia resistencia.

PESADA   **MEDIA**   **LIGERA**

CUALQUIER PERSONA FRENTE A UN OBSTÁCULO EXTERIOR

Si la carga de nuestros problemas y conflictos internos nos resulta insoportable, cualquier tropiezo fácilmente nos puede sumir en la ansiedad, y la depresión, de la cual no resulta fácil salir.

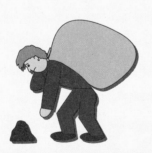 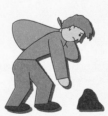

Si nuestra debilidad anímica no nos permite soportar incluso una débil conflictividad interna, los inevitables obstáculos que la vida ofrece, nos harán caer fácilmente en el pozo del desánimo.

21

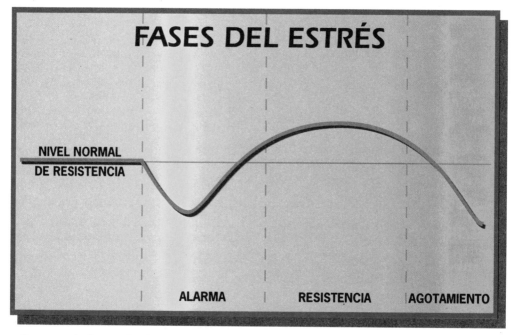

FASES DEL ESTRÉS

NIVEL NORMAL
DE RESISTENCIA

ALARMA | RESISTENCIA | AGOTAMIENTO

Aun cuando la voz de alarma prepara al organismo para una mejor resistencia, si ésta se prolonga, la persona acaba en la temible e improductiva fase del agotamiento. Cuando a un motor le falta presión da un bajo rendimiento, pero si la presión es excesiva, al final puede llegar a explotar y dejar de funcionar por completo.

En el caso que nos ocupa, estos dos propósitos se hallan íntimamente relacionados; de modo que cuando se cumple con uno, necesariamente se está favoreciendo la consecución del otro.

El poder de la actitud

Además de la fuerza y la fortaleza psicofísicas, existe otro factor importante a la hora de alcanzar el éxito frente al estrés. Se trata de la actitud o el modo como la persona juzga la situación estresante (ver cuadro *"La mejor actitud ante los agentes estresantes"*, pág. 24).

Por tanto, el control del estrés depende en gran medida de nuestra propia **interpretación de los hechos.**

Fases del estrés

El estrés no sobreviene de modo repentino, y se apodera de la gente como si de una emboscada se tratase.

Afortunadamente, el ser humano está dotado de la capacidad para detectar las señales que indican peligro. El estrés, desde que aparece hasta que alcanza su máximo efecto pasa por tres etapas, como vemos en el gráfico de la parte superior.

1. Fase de alarma

Esta fase constituye el aviso claro de la presencia de un agente estresante.

Las reacciones fisiológicas son las primeras que aparecen, para advertir al propio afectado que necesita ponerse en guardia. Una vez apercibido de la situación (por ejemplo, exceso de trabajo o dificultad para salir de un atolladero), el sujeto puede hacerle frente y resolverla satisfactoriamente; con lo cual la verdadera señal de estrés no llega a materializarse.

Tan sólo cuando la barrera estresante lo supera, y se da cuenta de que **sus fuerzas no dan para más,** puede decirse que el individuo **toma conciencia** del estrés existente, de modo que se sitúa en la fase de alarma.

Los eventos que producen esta alarma pueden ser:

- de **naturaleza única**: una sola fuente de estrés, o
- de **naturaleza polimorfa**: varias situaciones entremezcladas que producen estrés.

Pensemos en un pequeño empresario o comerciante, que se encuentra estresado por haber perdido a su mejor empleado. La alarma "suena" al ver todo el trabajo que hacía y la dificultad para encontrar un sustituto. Las consecuencias pueden ser múltiples, pero la causa es de naturaleza única: la marcha de su empleado. Mientras que si el mismo empresario se estresa al verse afectado por la situación económica general, la causa es múltiple (polimorfa): los tipos de interés, la inflación, los impuestos, un descenso de las ventas, las devoluciones y los impagados, la liquidez...

2. Fase de resistencia

Cuando el estrés extiende su presencia más allá de la fase de alarma, la persona entra en la fase denominada de resistencia.

Nuestro empresario intenta sacar adelante él mismo todo el trabajo atrasado; pero el día sólo cuenta con veinticuatro horas, y su capacidad tiene también un límite. **Se frustra** y **sufre** como consecuencia de la situación. Empieza a darse cuenta de que está **perdiendo mucha energía** y su **rendimiento** es **menor.** Tiene que hacer algo para salir adelante, pero no encuentra

la forma. Está entrando en un círculo vicioso, porque su deseo de hacer el trabajo le da ánimo para afrontarlo; pero, desde un punto de vista realista, no es posible materialmente hacer tanto, sobre todo cuando la situación va acompañada de **ansiedad** por un posible **fracaso.**

3. Fase de agotamiento

La fase de agotamiento es la etapa terminal del estrés.

Se caracteriza por la **fatiga,** la **ansiedad** y la **depresión,** que pueden aparecer por separado o simultáneamente.

- La **fatiga** en este caso no tiene nada que ver con la que siente un agricultor al final de un día de labor. En el caso de este estresado empresario, la fatiga incluye un cansancio que **no se restaura con el sueño** nocturno. Normalmente va acompañada de **nerviosismo, irritabilidad, tensión** e **ira.**

- En cuanto a la **ansiedad,** el sujeto la vive frente a una multitud de situaciones; no sólo ante la causa estresante, sino también ante experiencias que normalmente no le producirían ansiedad.

- Y en lo que se refiere a la **depresión,** carece de motivación para encontrar placenteras sus actividades, sufre de **insomnio,** sus **pensamientos** son **pesimistas,** y los **sentimientos** hacia sí mismo cada vez más **negativos.**

En el caso de nuestro pequeño empresario, al llegar a esta fase, la de agotamiento, se encontraría en una situación física y psicológica bastante deteriorada. Trabajaría largas horas sin producir mucho, y volvería a casa para ser incapaz de descansar. Tardaría horas en conciliar el sueño. Por la mañana despertaría muy temprano, para sólo pensar en la montaña de preocupaciones que le esperan en el trabajo. El fin de semana tampoco le aportaría mucha restauración, ya que su pensamiento no conseguiría apartarse de los problemas de su ocupación. Así que el lunes tendrá que hacer frente al trabajo fatigado y sin energía.

Salir de esta situación requiere un gran esfuerzo, y, en la mayoría de los casos, el apoyo externo de la familia, el médico, el psicólogo o el psiquiatra. Por el contrario, cuando se trata el estrés en fases preliminares, la persona misma puede orientar su propia acción para prevenir la situación terminal del estrés. Por esta razón recomendamos al lector llevar a la práctica las directrices marcadas en el capítulo 6, *"Cómo prevenir el estrés"* (pág. 107), pues, desde luego, siempre resulta menos costoso prevenir que remediar.

Pero, ¿siempre resulta nocivo el estrés?

No.

Una cantidad moderada de tensión vital, de estrés, resulta saludable, ya que ayuda a alcanzar las más elevadas metas y a resolver los problemas más difíciles.

La mejor actitud ante los agentes estresantes

Después de múltiples investigaciones, los célebres psicólogos norteamericanos **Lazarus** y **Folkman,** llegaron a la conclusión de que la gente evalúa los agentes estresantes, llamados también estresores, de tres formas distintas.

1 como un **daño irreparable** ya ocurrido

2 como una **amenaza**

3 como un **reto**

Pensemos en alguien que haya perdido su puesto de trabajo.

¿Cuál de las tres actitudes le resultará más beneficiosa y positiva?

- Si el interesado interpreta su desgracia en términos de la **opción 1,** corre el grave peligro de **lamentarse del pasado** y **obstruir toda estrategia reparadora.**

- Si se centra en la **opción 2,** tenderá a ver un futuro negro y examinar las consecuencias negativas que se desprenden de estar desempleado. En suma, percibirá el agente estresante como una **amenaza,** y cuando así ocurre, la **ansiedad** se apodera del suje-

to, y éste tan sólo ve un **futuro negativamente incierto.**

- Sin embargo, cuando esta misma persona es capaz de encarar la situación desde el **punto de vista 3,** es decir, como un **desafío** para alcanzar el objetivo, su razonamiento resulta totalmente diferente, y ahora piensa:

«El pasado no puede cambiarse. De nada me sirve atormentarme por lo que he perdido. Y en cuanto al futuro, éste dependerá en gran parte de lo que yo haga ahora.»

Como resultado, se entregará a la tarea de prepararse mejor, o de buscar otro empleo, con toda la **energía que se adquiere ante un reto.**

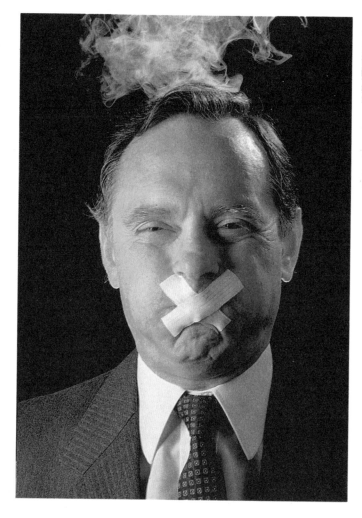

Es necesario que, ante cualquier proyecto o trabajo a realizar, exista una cierta tensión, que sirva de estímulo para alcanzar un buen rendimiento, que nos pueda proporcionar el éxito. Ahora bien, cuando la tensión es superior a la que podemos soportar, nos estresamos, el rendimiento baja, y la situación puede devenir explosiva.

Hans Selye, una de las figuras más relevantes en el estudio del estrés, afirmaba en su artículo "The Stress Concept Today" (El concepto actual de estrés):

«La ausencia absoluta de estrés significa la muerte.»

Las cuerdas flojas

Se ha comparado con acierto el estrés a las cuerdas de una guitarra, que necesitan la tensión justa para emitir su sonido con precisión. Las cuerdas afinadas de la guitarra sonarán maravillosamente en las manos del músico experto, porque mantienen una cierta tensión. Esas mismas cuerdas, si están flojas, aun en las manos del mejor guitarrista, no sonarían, o su sonido resultaría repelente.

Hay personas que no "sufren" de estrés, pero que se beneficiarían de él para proporcionar un poco de chispa a su personalidad, así como para mejorar su rendimiento. Las cuerdas flojas hacen con frecuencia que su trabajo no resulte suficientemente productivo y sus relaciones sociales sean anodinas.

¿Quiénes poseen un nivel excesivamente bajo de estrés?

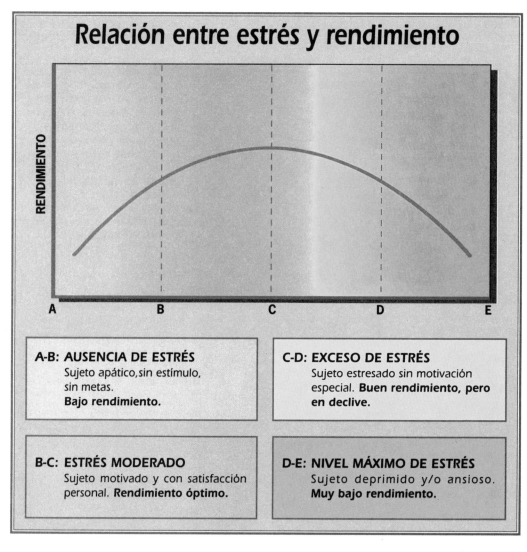

Relación entre estrés y rendimiento

RENDIMIENTO

A   B   C   D   E

A-B: AUSENCIA DE ESTRÉS
Sujeto apático, sin estímulo, sin metas.
Bajo rendimiento.

C-D: EXCESO DE ESTRÉS
Sujeto estresado sin motivación especial. **Buen rendimiento, pero en declive.**

B-C: ESTRÉS MODERADO
Sujeto motivado y con satisfacción personal. **Rendimiento óptimo.**

D-E: NIVEL MÁXIMO DE ESTRÉS
Sujeto deprimido y/o ansioso. **Muy bajo rendimiento.**

Generalmente, quienes son de naturaleza impasible o calmosa, asimilable a la de tipo B (ver cuadro *"Tipología y estrés"*, pág. 65), y además desarrollan trabajos convencionales, se ven faltos de motivaciones y de la necesaria tensión vital. De ahí que, al no gozar de la oportunidad de encarar ningún reto en sus actividades, su vida se convierte en demasiado predecible, monótona y aburrida.

Los individuos apáticos, los indecisos, así como los que eluden cualquier riesgo, hasta en pequeñas dosis, son asimismo candidatos habituales a la falta de estrés. Por una parte, tienen la gran ventaja de vivir libres del riesgo de un ataque cardíaco, que el estrés puede producir; pero, por la otra, se encuentran en el extremo opuesto de no contar con ímpetu y energía.

Cuando la cuerda se rompe

Está claro que, sin la tensión necesaria en las cuerdas, la guitarra no sirve para mucho. Sin embargo, si las tensamos demasiado, el sonido resultará igualmente desagradable. Además alguna cuerda acabará rompiéndose, e inutilizará la guitarra.

También aquí el proceso del estrés puede compararse a la tensión de las cuerdas de la guitarra. A la afirmación del doctor Selye de que la completa ausencia de estrés es incompatible con la vida, podemos añadir que también el **exceso de estrés** conduce a la **muerte.** El ejemplo más patente lo ofrecen los cientos de personas que cada día fallecen por enfermedades digestivas, circulatorias o inmunológicas, en cuyo desarrollo interviene el estrés.

Los llamados tipos de "personalidad A" (ver el cuadro *"Tipología y estrés"*, pág. 65) son los mejores candidatos a padecer estrés, y sobre todo un infarto.

¿Qué conducta se observa en las personas tipo A?

La impresión general es que viven una carrera desenfrenada. Si por un momento no tienen actividad, la buscan. Son impacientes, prontos a enojarse, siempre prestos a hablar y poco dispuestos a escuchar. Debido a sus múltiples ocupaciones, están siempre luchando contra el reloj para alcanzar a tiempo los plazos fijados.

¿Cómo detenerse en medio de semejante carrera?

A primera vista parecería más fácil detenerse que arrancar; pero, desgraciadamente, muchas personas no aciertan a parar por sí solas, por lo que su organismo las detiene, para acabar en buen número de casos en el hospital. Se trata de gente que necesita apreciar otros valores que se hallen por encima del apresuramiento y la competitividad. Es preciso que desvíen su atención de sí mismos hacia los demás. Necesitan considerarse capaces de hacer un cambio importante en su estilo de vida, para lograr una situación más equilibrada y más satisfactoria.

La tensión precisa

Cuando las cuerdas de la guitarra gozan de la tensión adecuada –ni más, ni menos–, junto con el toque maestro del guitarrista, la interpretación resulta perfecta. De forma similar, la vida del ser humano también se ve influenciada por la cantidad de tensión o estrés.

En la curva del gráfico de la página precedente, podemos observar las situaciones extremas de ausencia y de exceso de estrés, así como la intermedia, que es la deseable:

- El *tramo A-B* lo podríamos ilustrar con el empleado o funcionario **carente de aspiraciones,** que **se refugia** en la **seguridad** de su trabajo, sin hallar en él satisfacción. Es posible que su rendimiento cumpla los mínimos, pero **nunca conseguirá sobresalir.**

- El *tramo B-C* se consideraría el **óptimo** en cuanto a **productividad** y **tensión** personal. Es el caso del vendedor que cuenta con unos objetivos de venta realistas. La presión de los superiores, y de sus propios objetivos, lo mantiene alerta y ocupado la mayoría de los días laborables. De continuo intenta mejorar su técnica de ventas, a la vez que se esfuerza por hacer su trabajo lo mejor posible. Gran parte de sus logros se deben, precisamente, a la cantidad razonable de estrés con la que trabaja.

- El *tramo C-D* es, por ejemplo, el del médico que trabaja intensamente en el hospital, y encima atiende una nutrida consulta privada. En su propia familia, se están viviendo los problemas típicos de sus hijos adolescentes, lo cual también contribuye a la tensión. El **rendimiento** en su vida profesional es **bueno** debido al **inmenso esfuerzo** que tiene que hacer. Sin embargo, se aprecia una **ligera caída** por causa del estrés. Si todo esto sigue igual durante mucho tiempo, su propio organismo puede hacerle saltar la alarma.

- El *tramo D-E,* finalmente, lo ilustraremos con el caso de un pequeño empresario que ha tenido que despedir a varios de sus empleados por reajustes económicos, con lo cual la cantidad de su trabajo personal se ha multiplicado. Por otro lado, el ánimo de los restantes trabajadores es bajo, debido a la inestabilidad general. Además de tener problemas con su esposa, este pequeño empresario ha

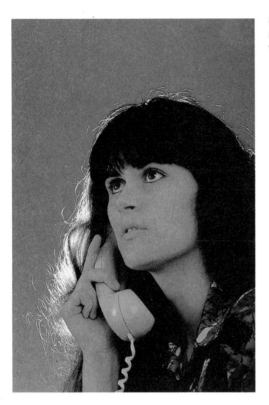

Una buena noticia o un acontecimiento agradable, pueden provocar tanto estrés como una noticia nefasta o un suceso doloroso.

empezado a quejarse de dolores abdominales. Así que el médico le ha recomendado un chequeo por lo delicado de su situación. Ni que decir tiene que el grado de **rendimiento** de este señor es **inaceptable,** por todas las barreras que está encontrando, de modo que el estrés se acerca a sus niveles extremos.

En suma, se trata de alcanzar el justo equilibrio entre los dos extremos opuestos: la ausencia, y el exceso de estrés. No existen baremos válidos para todo el mundo. Cada persona tiene distintas características y un entorno particular.

A pesar de todo, sean cuales fueren nuestras circunstancias personales, hemos de estar preparados para captar los avisos que el estrés pueda enviarnos y actuar de manera inmediata y enérgica.

"Lo dejo todo para última hora"

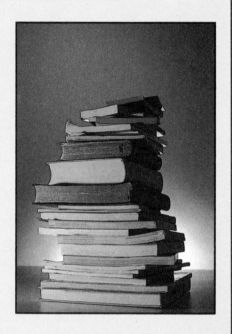

PREGUNTA: **Yo no soy precisamente de los que, cuando tienen que realizar una tarea, lo planifica todo y sigue el plan paso a paso. Más bien suelo dejarla para el final, y cuando me doy cuenta de que se me va a echar el tiempo encima, entonces es cuando me siento con disposición y ánimo para terminarla. ¿Es eso malo? ¿Afecta a la calidad de lo que hago?**

RESPUESTA: Es perfectamente normal que necesitemos algún tipo de estímulo para juntar las energías suficientes y acometer cualquier tarea. Esto se llama **motivación** y se halla vinculado al estrés de manera muy estrecha.

Precisamente las investigaciones han demostrado que la calidad del rendimiento aumenta –y no disminuye– con la presencia de un **estrés moderado.**

La cuestión de la dilación se halla relacionada con la personalidad, con el estilo de cada uno. Hay sujetos que se dividen el trabajo de modo escalonado, con el fin de acabarlo a tiempo; en cambio otros necesitan dejarlo para el final y también lo concluyen dentro del plazo establecido.

La verdad es que, pensando únicamente en el resultado, resulta indiferente la vía elegida.

De todos modos, una advertencia:

El **trabajo planificado** ofrece la ventaja de poder descubrir cualquier dificultad a tiempo y subsanarla. Mientras que cuando se ha dejado la tarea para el final, el problema puede ponerse de manifiesto demasiado tarde.

Conocimos un brillante universitario que estudiaba para los exámenes finales solamente durante unos días antes. Nunca había tenido problemas. Era muy capaz, así que asimilaba perfectamente los contenidos cuando se encontraba bajo presión. Pero, en cierta ocasión, un cambio de fechas a última hora, hizo que se convocaran dos exámenes finales muy cerca el uno del otro, lo cual dejó a este estudiante con muy poco tiempo para preparar dos exámenes a la vez.

A pesar de su capacidad, no pudo afrontar el intenso estrés, y no solamente suspendió los dos exámenes, sino que sufrió una fuerte alteración nerviosa que lo dejó con síntomas de depresión durante un par de meses.

Por tanto, trabaje de acuerdo a su estilo personal, pero sea **generoso** al apartar el **tiempo para ese esfuerzo final.**

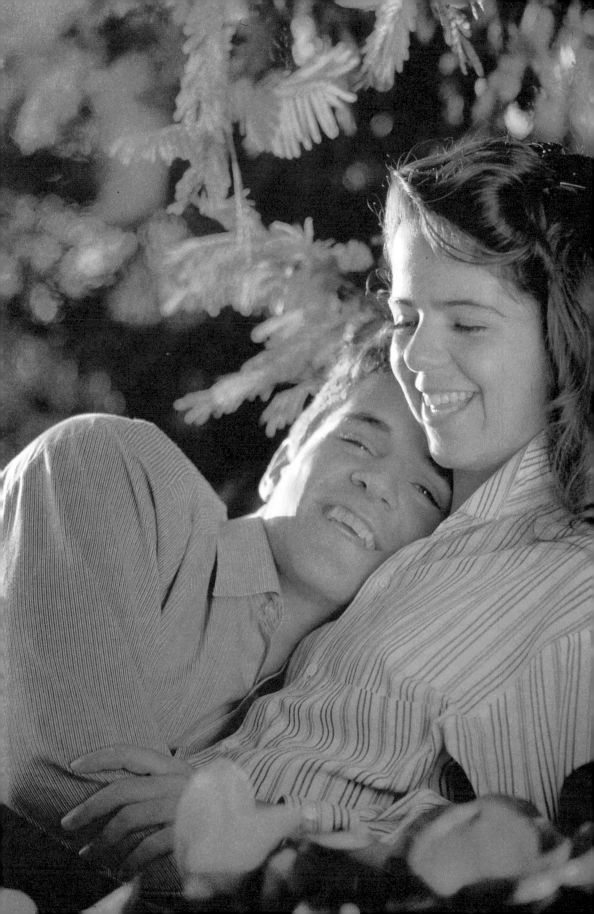

2

La respuesta al estrés

LAS ALARMAS resultan de gran utilidad, ya que alertan de una emergencia y permiten, cuando es necesario, acudir de inmediato para actuar. Sin embargo, cualquier sistema de alarma pierde su utilidad cuando se usa inadecuadamente o se abusa de él.

Imaginemos que una banda de delincuentes decide poner en funcionamiento diversas alarmas repetidamente y desde diversos lugares de una ciudad. Muy pronto, el sonido y las luces intermitentes de los diferentes aparatos por todas partes pierden toda su eficacia. Es más, estas señales se transforman en una fuente de irritación y confusión, aparte de no poder cumplir con su misión disuasoria y de lucha contra la delincuencia. De modo que un buen sistema de alarma, mal empleado, se puede llegar a convertir no sólo en un invento inútil, sino incluso perjudicial.

El ser humano también dispone de un complejo y eficaz sistema de alarma que

Corazón alegre, cuerpo sano; ánimo abatido seca los huesos.

Salomón
Proverbios XVII, 22
Nueva Biblia española

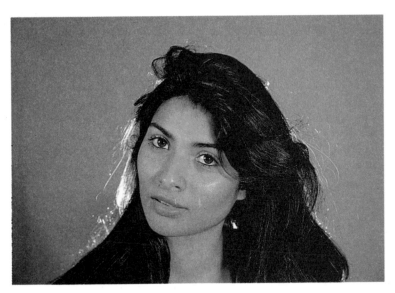

Los seres humanos poseemos la capacidad de lamentarnos por lo pasado, de sufrir por lo presente, y de angustiarnos por lo que suponemos que nos puede ocurrir en un futuro incluso lejano.

avisa a los diversos sectores del organismo de los peligros del exterior. Precisamente, al activarse este mecanismo, es decir, cuando las glándulas, los órganos y los músculos se preparan para la **defensa** o la **huida,** entonces aparece el estrés.

Ahora bien, igual que las alarmas contra incendios o antirrobo se vuelven ineficaces, cuando se utilizan de modo abusivo, el estrés continuado impide un funcionamiento normal del organismo y el desarrollo de sus capacidades. Finalmente, los sistemas de protección bajan la guardia, los órganos sufren la tensión y sobreviene la enfermedad.

Las enseñanzas de los gatos

En un estudio, ya clásico, llevado a cabo por el profesor Walter Cannon, se colocaron varios sensores en el cuerpo de un gato para recibir información de lo que ocurriría en una confrontación con un perro.

Observando la conducta del felino, se apreciaron las típicas señales de todos conocidas: el lomo arqueado, los pelos de punta, los músculos de las uñas tensos y éstas salidas, las patas rígidas, las orejas retraídas, los dientes descubiertos y emitiendo bufidos constantes.

Lo más revelador de este estudio inicial fue que todas las señales observadas ocurrían por medio de la acción de procesos orgánicos internos, como:

● **segregación** abundante de varias **hormonas,**
● **aceleración de la circulación sanguínea,**
● aparición adicional de **glucosa** y **glóbulos rojos** en la sangre,
● **reactivación** de los mecanismos de **coagulación,**
● **mayor intensidad en la respiración,**
● **aumento de la agudeza de los sentidos,**
● **inhibición del sistema digestivo** y de otros procesos innecesarios en ese momento, como la **función sexual.**

En definitiva, el cuerpo entero del gato, por dentro y por fuera, se había preparado para una posible confrontación con el perro, o, en su caso, para una rápida huida.

Respuestas fisiológicas

En el ser humano los signos orgánicos con los que se manifiesta el estrés, no son muy diferentes a los de los gatos u otros mamíferos.

Alerta general
FISIOLOGÍA DEL ESTRÉS

Todas las señales de alarma que llegan al cerebro son enviadas al **hipotálamo,** pequeño órgano situado en el centro de la masa cerebral. El hipotálamo transmite estos mensajes a todo el organismo por **vía nerviosa** y por **vía sanguínea.**

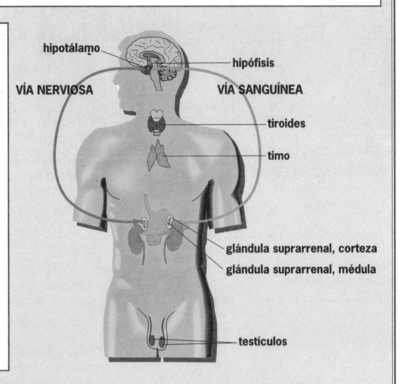

hipotálamo

hipófisis

VÍA NERVIOSA

VÍA SANGUÍNEA

tiroides

timo

glándula suprarrenal, corteza
glándula suprarrenal, médula

testículos

Vía nerviosa

Los estímulos producidos por el **hipotálamo** se transmiten al **sistema nervioso simpático,** que regula las funciones orgánicas. Dichos estímulos llegan a producir alteraciones en el funcionamiento de los órganos. Estos estímulos nerviosos también alcanzan a la **médula** de las glándulas **suprarrenales,** provocando un aumento en la secreción de **adrenalina** y **noradrenalina,** que pasan a la sangre y producen también alteraciones sobre todo el organismo.

Vía sanguínea

El **hipotálamo** estimula a la **hipófisis,** la cual segrega diversas hormonas, que, tras pasar a la sangre, actúan sobre todo el organismo. La hormona más importante de las que segrega la hipófisis, cuando es estimulada por el hipotálamo, es la **corticotropina** (**ACTH** u **hormona del estrés**), la cual hace que en la corteza de las glándulas **suprarrenales** se produzca otra hormona, la **cortisona,** que produce numerosos efectos y alteraciones sobre el organismo. Otras hormonas segregadas por la **hipófisis** actúan sobre la glándula **tiroides,** los **testículos** u **ovarios,** con notables efectos sobre muy diversos órganos (ver página contigua).

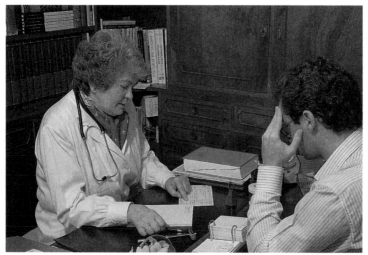

Lo mejor, desde luego, es evitar los agentes estresantes. Pero, en algunos casos, esto no es posible. Así que resulta indispensable que aprendamos a enfrentarnos con lo inevitable con el menor daño anímico y fisiológico posible. Y para ello, llegado el caso, no vacilemos en acudir al médico o al profesional de la salud mental.

La **diferencia** fundamental radica en la vulnerabilidad de los seres humanos a **sentirse tensos por situaciones que no se hallan presentes.**

Para el gato, si el perro desaparece, el estrés se desvanece en breves minutos; mientras que nosotros poseemos la capacidad de preocuparnos por lo pasado, por lo presente, así como por lo que suponemos que pueda ocurrir en un futuro, incluso lejano.

Por ejemplo, un estudiante puede estresarse al pensar en el examen final que tendrá dentro de cinco meses, una madre por la conversación que tuvo con su hijo hace dos semanas, y un asalariado puede sufrir estrés por no saber cómo va a afrontar una deuda hipotecaria de varios años que acaba de contraer.

Ahora bien, no importa cuáles hayan sido los agentes estresantes, el organismo reacciona de idéntica forma como hemos podido ver en el cuadro de la página anterior *"Fisiología del estrés".*

Lo ideal siempre es **evitar** el agente estresante **que inicia** la cadena de alarma.

Como resulta fácil de comprender, no es posible evitar todas las fuentes de tensiones. Y, querámoslo o no, tenemos que afrontar preocupaciones, ansiedades, problemas y emergencias.

Pero aun en este caso estamos a tiempo, y podemos reconducir la situación.

Antes de que el mensaje llegue al hipotálamo, ha de pasar por uno o varios centros cerebrales donde ese presunto agente estresante va a procesarse. Así que, dependiendo de la interpretación que nosotros mismos demos, el agente estresante resultará maligno o benigno.

Respuestas psicológicas

El estrés, además de las alteraciones orgánicas reflejadas en el mencionado cuadro, *"Fisiología del estrés",* también provoca una serie de efectos que tienen que ver con los procesos mentales y conductuales. Se denominan respuestas psicológicas.

Lo que le pasó a Simón

Simón era un hombre casado, de unos 45 años, con dos hijos, y dueño de una tienda de recambios de automóviles, que él dirigía con acierto y éxito, pues era un tipo

Si una persona goza con regularidad de un sueño nocturno suficiente, podrá disponer de una elevada energía vital, lo cual le permitirá superar sin demasiadas dificultades las situaciones estresantes comunes.

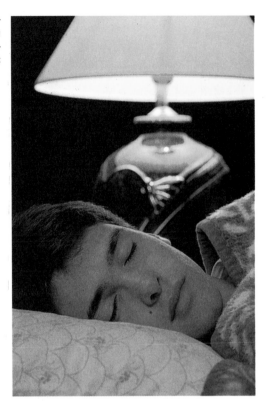

muy concienzudo, tanto que se lo podía calificar de perfeccionista. Sus relaciones familiares eran satisfactorias.

En un momento determinado, las ventas empezaron a descender notablemente y el establecimiento amenazaba quiebra. Por aquel entonces, la madre de Simón murió. A partir de ahí, su salud y su comportamiento empezaron a deteriorarse a un ritmo acelerado.

Además de perder peso, debido a que se negaba a comer, Simón había perdido su capacidad habitual para concentrarse y se le olvidaban las cosas más sencillas. La reacción tranquila y afable, que siempre había mantenido con su mujer e hijos, se tornó en irritable e iracunda. En otras ocasiones, parecía estar completamente tranquilo, pero como ausente de lo que ocurría a su alrededor.

Empezó a tener dificultades para dormir y perdió todo interés por el sexo. Obsesionado con el fallecimiento de su madre, se sentía invadido por un fuerte temor a la muerte, a la vez que en ocasiones sentía un vehemente deseo de morir.

Al final tuvo que someterse a un serio tratamiento psiquiátrico. Tardó más de un año en conseguir una recuperación parcial.

En el caso de Simón, las consecuencias del estrés fueron primordialmente psicológicas, no físicas. El cuadro de las dos páginas siguientes incluye casi todos los síntomas de esta índole producidos por el estrés:

- **pérdida de capacidad intelectiva,**
- **irritabilidad,**
- **insomnio,**
- **ansiedad,**
- **inhibición del deseo sexual (IDS)** y
- **depresión.**

No es frecuente apreciar todas estas manifestaciones a la vez en la misma persona. Sin embargo, pueden aparecer uno o dos síntomas dominantes, al igual que pueden presentarse uno o más de los restantes de forma leve.

En realidad, la lista de reacciones psicológicas, tanto mentales como conductuales, es larga, como podemos ver en el cuadro

ÁREA COGNITIVA (PENSAMIENTOS E IDEAS)

CARACTERÍSTICAS	EFECTOS
Concentración y atención	Dificultad mental para permanecer concentrado en una actividad difícil. Frecuente perdida de atención.
Memoria	La retención memorística se reduce, tanto en la memoria a corto plazo como en la memoria a largo plazo.
Reacciones inmediatas	Los problemas que exigen una reacción inmediata y espontánea se resuelven de manera impredecible.
Errores	Cualquier problema que requiera actividad mental tiende a solucionarse con un número elevado de errores.
Evaluación actual y proyección futura	La mente es incapaz de evaluar acertadamente una situación del presente y tampoco puede acertar a proyectarla en el futuro.
Lógica y organización del pensamiento	La manera de pensar no sigue patrones lógicos y coherentes dentro de un orden, sino que se presenta desorganizada.

ÁREA EMOTIVA (SENTIMIENTOS Y EMOCIONES)

CARACTERÍSTICAS	EFECTOS
Tensión	Dificultad para mantenerse relajado desde el punto de vista físico y emotivo.
Hipocondría	Aparte de los desajustes físicos reales, se empieza a sospechar de nuevas enfermedades.
Rasgos de la personalidad	Desarrollo de la impaciencia, la intolerancia, y el autoritarismo y la falta de consideración por los demás.
Ética	Los principios morales o éticos que rigen en la vida de uno se relajan y se posee menor dominio propio.
Depresión y desánimo	Aumento de desánimo, descenso del deseo de vivir.
Autoestima	Pensamientos de incapacidad y de inferioridad.

hay demasiado estrés?

ÁREA CONDUCTUAL (ACTITUDES Y COMPORTAMIENTOS)	
CARACTERÍSTICAS	**EFECTOS**
Lenguaje	Incapacidad de dirigirse verbalmente a un grupo de personas de forma satisfactoria. Tartamudez. Descenso de fluidez verbal.
Intereses	Falta de entusiasmo por las aficiones preferidas, así como por los "hobbies" o pasatiempos favoritos.
Ausencias	Absentismos laboral y escolar o académico.
Estimulantes	Aumento del consumo de alcohol, tabaco, café u otras drogas.
Energía	El nivel de energía disponible fluctúa de un día para otro y se suele mostrar a la baja.
Sueño	Los patrones de sueño se alteran. Generalmente se sufre de insomnio, cayendo a veces en una extremada necesidad de sueño.
Relaciones	Aumenta la tendencia a la sospecha. Se tiende a culpar a otros. Se pasan a otros las responsabilidades.
Cambios en la conducta	Aparecen tics y reacciones extrañas, que no son propias del sujeto.
Suicidio	Se manifiestan ideas suicidas, e incluso intentos de llevarlas a cabo.

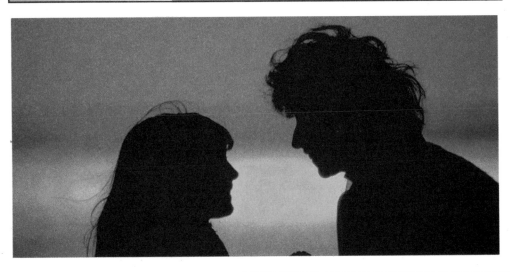

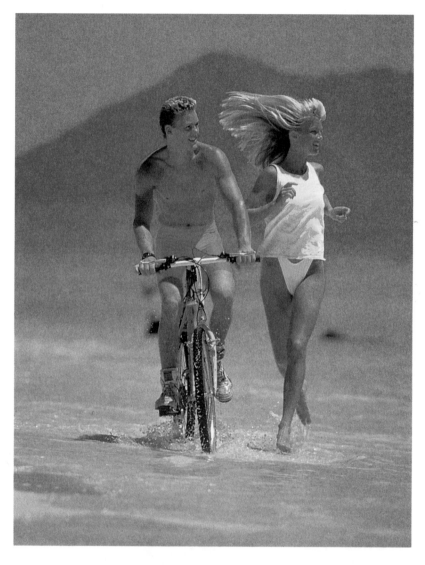

En la relación de pareja se dan numerosas vivencias que pueden resultar estresantes. Para alcanzar el éxito es necesario que cada uno aprenda a controlar su propio estrés.

que figura en las dos páginas precedentes. Vamos a comentar las más comunes, o las que por diversas razones son de interés general, en los apartados que vienen inmediatamente a continuación.

Actividad cognitiva

Cuando alguien se encuentra bajo el efecto del estrés puede **aumentar su capacidad de percepción, de memoria, de razonamiento** y **de juicio,** durante un periodo de tiempo limitado.

Sin embargo, cuando la tensión se fuerza, sobreviene el declive. Es el momento en que se observan dificultades en las capacidades cognitivas o intelectivas.

Por ejemplo, uno de los primeros síntomas que provoca el estrés consiste en la **dificultad para concentrarse** y en la **pérdida de memoria.**

Este fenómeno se aprecia en los estudiantes que acuden a un examen y, debido a la tensión del momento, no logran comenzar a responder a las preguntas.

También la **capacidad de razonar, de resolver problemas**, o **de emitir juicios** se ve menoscabada por la presencia del estrés. Es la situación típica de encontrarse "bloqueado" y no saber ni poder reaccionar frente a una situación nueva, inesperada o poco habitual.

Frustración y agresividad

Otra reacción psicológica típica del sujeto que se encuentra bajo estrés es la frustración. Este estado anímico lo irrita. Las personas que conviven con él suelen decir que "está de muy mal genio"

Las secretarias pagan a menudo el precio del estrés de su jefe, las esposas el de sus maridos, los alumnos el de su profesor... Y viceversa.

Frustración e irritabilidad sobrevienen al no conseguir resolver los problemas que lo acosan a uno. Las principales fuentes de la frustración aparecen bosquejadas en el cuadro *"Causas de las frustraciones"* pág. 45), después del cual presentamos *"Reacciones ante la frustración"* pág. 46) y *"Cómo superar las frustraciones"* (pág. 47).

Muchos especialistas han llegado a vincular estrechamente la frustración con la **agresividad.** Algunos han llegado a decir que todo acto agresivo se explica por un hecho frustrante.

Quizá sea arriesgado generalizar de ese modo, pero es indudable que la frustración puede ser un factor desencadenante de conductas agresivas. Y éste es otro de los problemas que puede acarrear el estrés.

En la actualidad, en los países más desarrollados económica y culturalmente, se aprecia un aumento de la violencia en la familia, así como en el ámbito social y laboral.

Parecería lógico pensar que en situaciones de abundancia material, así como de alto nivel cultural y educativo, se tiene que desarrollar un mayor grado de respeto por los demás, y que la agresividad debiera volverse insignificante. Esto no se cumple, sin embargo, cuando entra en juego la variable estrés. Y, cuando se produce un estrés intenso, por lo general se manifiesta intolerancia, incomprensión, palabras hirientes, e incluso agresividad física.

Inhibición del deseo sexual (IDS)

Serafín está sorprendido por su poco interés por el sexo.

Desde que se casó hace quince años ha disfrutado de una vida sexual sana y regular. Pero ahora, se da cuenta de que su antiguo entusiasmo por el sexo con su mujer casi ha desaparecido.

A sus cuarenta años ha empezado a pensar que es cuestión de la edad.

Pero eso no es cierto.

Él mismo, analizando la situación, se ha dado cuenta que la raíz de este problema es el exceso de trabajo. Y no precisamente por agotamiento físico, sino debido a las preocupaciones.

Serafín se dedica a la instalación de sistemas de calefacción. Lo hace tan bien que ha sido víctima de su propia eficiencia. Tiene montajes acumulados para meses. Se ha dado cuenta de que está casi siempre "demasiado cansado" para hacer el amor...

No existen dudas en cuanto a la relación entre el estrés y la inhibición del deseo sexual. El hecho tiene una explicación fisiológica simple. En el desencadenamiento del estrés, varias de las funciones orgánicas se eliminan para hacer frente a la alarma. Entre ellas la función sexual.

El sexo resulta **innecesario** en los momentos de **emergencia;** por tanto, se apaga con la presencia del estrés.

¿Cómo ocurre esto?

El estrés origina una **vasoconstricción,** es decir, un estrechamiento de la luz de las arterias, conductos por donde acude la sangre a los órganos. Y la sexualidad requiere precisamente lo contrario, una **vasodilatación** del sistema circulatorio, con

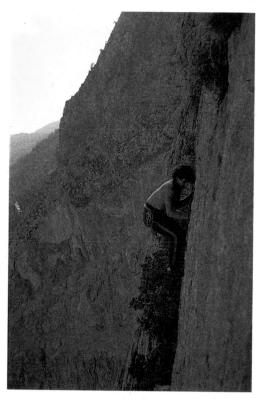

Aun frente a las mayores dificultades siempre puede encontrarse una vía para superarlas. Pero hay que tratar de evitar todo aquello que resulte superior a nuestra capacidad.

pero el placer y la sensación de unión íntima con la mujer no resultan suficientemente satisfactorios.

Cuando la mujer tiene estrés, también disminuye su interés por el sexo, y se le presentan dificultades para llegar al orgasmo. Pero además, el estrés puede producir en la mujer irregularidades importantes en sus funciones reproductoras.

Concretamente, las experiencias de estrés provocan **desajustes en la ovulación** e incluso pueden detenerla indefinidamente. De esta manera, precisamente, se explican ciertos casos de esterilidad femenina.

Ansiedad

Con mucha frecuencia, el estresado presenta síntomas de ansiedad, como la aprensión, la preocupación, la tensión y el miedo por el futuro. En un sentido, es natural que quien padezca estrés también experimente ansiedad.

El estrés es como una montaña –trabajo, problemas familiares, exámenes difíciles,...– que hay que escalar. Y la ansiedad sobreviene cuando el sujeto analiza lo que le puede pasar si sucumbe en la escalada; en especial si las consecuencias del fracaso son penosas.

La ansiedad es una de las más peligrosas manifestaciones psicológicas del estrés. Es normal experimentar cierto grado de ansiedad ante las situaciones inciertas; pero la ansiedad excesiva es una forma de neurosis que no beneficia ni al sujeto ni a los que con él conviven. Además, no hemos de olvidar la estrecha vinculación que existe en-

el fin de hacer llegar a los órganos sexuales la sangre en abundancia. Cuando la intensidad del estrés es elevada, la consecuencia puede ser una imposibilidad para la excitación sexual.

Tanto en el varón como en la mujer, la relajación es necesaria para realizar el acto sexual con plena satisfacción. Una de las tareas más comunes de los sexólogos es enseñar a la pareja **técnicas de relajación**, ya que un buen número de trastornos sexuales se hallan asociados con el estrés en la pareja, antes y durante la actividad sexual.

Para el hombre estresado, los principales problemas de esta índole son la **falta de iniciativa sexual** y la **dificultad para alcanzar la erección.**

Cuando se padece un cierto grado de estrés, pero no es muy elevado, el varón puede alcanzar la erección y el orgasmo;

La depresión es a menudo consecuencia de un estrés que había llegado a su fase de agotamiento. De modo que para prevenir la depresión es fundamental aprender a controlar el estrés.

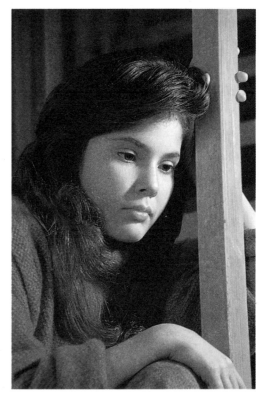

tre estrés y ansiedad, y que muchas personas, que en la actualidad sufren los efectos devastadores de la ansiedad, iniciaron sus "hábitos" ansiosos en medio de situaciones estresantes.

Depresión

La depresión es uno de los riesgos terminales del estrés.

Cuando el estrés ha continuado más allá de su fase de alarma, y se ha mantenido constante durante mucho tiempo en la fase de resistencia, entrando finalmente en la del agotamiento, el abismo más cercano es la depresión.

La persona que alcanza estos límites empieza a sufrir los temibles *"Síntomas de la depresión"*, que hemos resumido en el cuadro correspondiente después de la conclusión de este capítulo (pág. 47).

Sentir la incapacidad de sobrepasar la montaña del estrés aboca al afectado a una situación depresiva.

De ahí que resulte tan importante actuar contra el estrés antes de haber llegado a esas situaciones límite.

La depresión es el problema con que los profesionales de la salud mental se encuentran con mayor frecuencia. No siempre su origen se debe a agentes estresantes, pero sí en un elevado número de casos. La depresión, sin duda, es uno de los grandes retos de la sociedad actual. Este problema requiere una atención amplia, que se escapa del alcance de este libro. No obstante ofrecemos una serie de consejos de probada eficacia para prevenir y contrarrestar la

depresión en los cuadros *"Remedios contra la depresión"* y *"Victoria sobre la depresión"* (págs. 48, 49).

La salud y el estrés

Todas las reacciones del organismo debidas al estrés tienen una evidente influencia sobre la salud.

Corazón y circulación

El **corazón,** alertado por todo el complejo sistema nervioso y hormonal, en cualquier situación de estrés, intensifica su función de bombear sangre. A la vez aumenta la presión sanguínea (**hipertensión**). Todo esto lo obliga a mantener un ritmo de trabajo superior al normal; así que, si se produce repetidamente, acaba debilitándolo.

Las **hormonas** que las glándulas endocrinas vierten al flujo sanguíneo en una situación de estrés, tienen como función, en-

Factores de riesgo de las
ENFERMEDADES CARDIOVASCULARES

CONTROLABLES	NO CONTROLABLES
• estrés	• edad (40 años o más)
• hipertensión (14/9 o más)	• sexo masculino
• alcohol	• herencia (predisposición natural)
• tabaco	
• exceso de colesterol	
• personalidad (ver pág. 65)	
• diabetes	
• vida sendentaria	

Las enfermedades cardiovasculares pueden prevenirse actuando sobre los factores de riesgo controlables, que son mucho más númerosos que los no controlables. El estrés es uno de los principales factores de riesgo controlables, el cual, además, se halla íntimamente relacionado con los demás, como indicamos en el texto de esta misma página.

tre otras, la de movilizar los depósitos de **colesterol** y de otras grasas, con el fin de ofrecer a los músculos la energía necesaria para una emergencia. Cuando el esperado choque no se produce, el colesterol y las otras grasas no utilizados se adhieren a las paredes de las arterias, donde quedan depositadas. Así se favorece la **arterioesclerosis.**

La combinación de todos estos factores pueden desembocar en la **angina de pecho** o el **infarto de miocardio**

Un factor de riesgo muy presente

A pesar de que el estrés es por sí solo uno de los factores más influyentes en las enfermedades del corazón, prácticamente todos los demás factores controlables guardan relación con él. Algunos de esos factores están causados por el estrés, como el aumento del colesterol o la hipertensión; otros favorecen su aparición, como en el caso del consumo de alcohol o de una personalidad nerviosa.

Por tanto, las experiencias de estrés continuo pueden aumentar, no sólo directa sino también indirectamente, el riesgo de padecer enfermedades cardiovasculares.

Dolores de cabeza

Otro problema circulatorio que se ha visto relacionado con el estrés es el dolor de cabeza denominado migraña.

Las **migrañas** o **jaquecas** aparecen como resultado de una vasoconstricción de los conductos sanguíneos que riegan el cerebro. A este fenómeno sigue la relajación refleja de esos mismos vasos sanguíneos, así como la secreción de sustancias químicas tóxicas que llegan a las terminaciones nerviosas y acentúan el dolor. Y además del dolor, quien sufre una migraña experimenta náuseas, irritabilidad, y una extrema sensibilidad al ruido y a la luz.

Las molestas y desagradables jaquecas o migrañas, son, en bastantes casos, consecuencia del estrés.

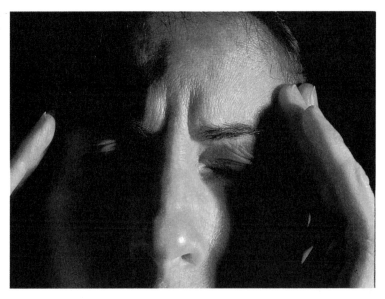

Aparato digestivo

Prácticamente la totalidad del aparato digestivo se ve afectado por las vivencias emocionales.

¿A quién no se le ha secado la **boca** ante una situación de temor?

El **esófago** también se ve afectado por el estrés. Al vivir experiencias estresantes, los músculos que lo rodean experimentan espasmos, que dificultan, o incluso impiden, la deglución de los alimentos.

A todo el mundo se nos ha hecho un nudo en el **estómago** en algún momento crítico...

Ello se debe a que este órgano se altera considerablemente al funcionar bajo experiencias ansiosas o estresantes. Por una parte, el estómago envía señales al cerebro para indicar que no desea alimentos. Así que resulta frecuente la pérdida de apetito en situaciones cargadas de emotividad. Por otra parte, en situaciones de enojo y de resentimiento, las paredes del estómago producen una serie de ácidos y enzimas que debilitan la mucosa, con lo cual se originan las **úlceras gástricas.** Si esas situaciones son de depresión o desesperación, el riego sanguíneo descenderá en la zona estomacal y disminuirá su nivel de protección natural. De esta manera se favorece la ulceración.

También el **páncreas** sufre por el efecto del estrés, que provoca una obstrucción en los conductos biliar y pancreático, con lo cual se produce la inflamación de este órgano.

Si observamos los **intestinos,** el efecto del estrés se encuentra claramente demostrado, ya que éste altera los movimientos peristálticos que llevan el quimo a lo largo de ellos. Igualmente, se pueden producir irritaciones en las paredes intestinales, que son lo equivalente a las úlceras de estómago, pero con otros síntomas peculiares.

Ejemplos claros de las enfermedades digestivas conectadas con el estrés son:

- la **úlcera gastroduodenal,** que es la enfermedad del aparato digestivo que guarda una relación más directa con el estrés;
- la **colitis ulcerosa;** y
- el **colon irritable** o **espástico.**

Cualquier tratamiento médico de estas tres dolencias, si no va acompañado de un control del estrés, no puede resultar del todo eficaz.

Sistema inmunológico

Uno de los primeros trabajos que relacionó el estrés y el sistema inmunológico fue el de Bartrop y su equipo de investigadores en el año 1977.

Enfermedades psicosomáticas

- **cutáneas**
  alopecias (caída del pelo), acné, urticaria, hiperhidrosis, eccema, psoriasis

- **del aparato locomotor**
  dolores de espalda, calambres musculares, reumatismo

- **respiratorias**
  asma, alergia, rinitis, bronquitis

- **genitourinarias**
  vaginismo, impotencia, síndrome premenstrual, micciones dolorosas

- **endocrinas**
  hipertiroidismo, obesidad

- **nerviosas**
  ansiedad, debilidad, dolores musculares, cefaleas, tics

- **de los ojos**
  conjuntivitis

Las enfermedades psicosomáticas, como su nombre indica, son todas las causadas por problemas psicológicos, y que se manifiestan con alteraciones del organismo, generalmente de tipo funcional.

Compararon un grupo de varones que habían enviudado hacía seis semanas con un grupo de edad y características semejantes, pero sin la peculiaridad de haber perdido un ser querido recientemente. Se observó clínicamente que los viudos contaban con una respuesta muy débil de los linfocitos T1 comparados con la población normal.

En los años sucesivos, se estudiaron muchos otros ejemplos de debilitamiento de las defensas en épocas de estrés:

El seguimiento inmunológico dirigido por Jemmott demostró que los estudiantes de odontología contaban con los niveles más bajos de anticuerpos durante las épocas de mayor tensión del curso académico.

Otra investigación llevada a cabo en el King's College Hospital de Londres, estudió en un grupo de mujeres la evolución del cáncer de mama durante cinco años. Quedó demostrado que la evolución de esta enfermedad variaba dependiendo de la reacción psicológica de las pacientes frente al diagnóstico. De modo que las mujeres que veían su condición positivamente y con esperanza, evolucionaban más favorablemente que las que se resignaban o se desesperaban ante la enfermedad.

Un ejemplo claro de la relación entre estrés y resistencia ante la enfermedad la encontramos en los estudios de Holmes y Rahe, los creadores de la ***"Escala de reajuste social"*** (pág. 164).

Estos investigadores estudiaron un grupo de soldados de las fuerzas navales de los Estados Unidos desplazados de su ambiente habitual en unas maniobras que duraron doce meses. Registrados en detalle todos los acontecimientos del año anterior, se observaron escrupulosamente todas las dolencias de los soldados durante los meses de maniobras:

- el **80%** de los marineros que habían sufrido intensamente de estrés durante el año anterior fue víctima de enfermedades importantes;

- el **50%** de los que habían sufrido una cantidad moderada de estrés sufrió las mismas consecuencias; pero únicamente
- el **33%** de los que habían sufrido una pequeña cantidad de estrés presentó enfermedades durante aquel año.

Se apreció, por tanto, una correlación significativa entre la **cantidad de estrés** en el año anterior y la **aparición de dolencias** al año siguiente.

Trastornos psicosomáticos

Se entiende por trastornos, reacciones o enfermedades psicosomáticas, aquellas dolencias que dan manifestaciones orgánicas, pero tienen su origen en causas psicológicas, como el propio estrés u otros estados mentales adversos.

Prácticamente todos los órganos vitales del cuerpo humano pueden, directa o indirectamente, verse afectados por los estados emocionales.

Por ello, la gama de dolencias psicosomáticas es amplia, como podemos ver en el cuadro de la página anterior, que, por supuesto, no es exhaustivo.

Ahora bien, no sería correcto pensar que el estrés es la única causa de esas enfermedades mencionadas en el cuadro.

El estrés puede ser el causante exclusivo en algunos casos, pero por lo general actúa como un factor agravante, es decir, como el resorte que hace surgir la enfermedad en alguien que ya es propenso. Sin embargo, de no haber sido por el estrés, no se le hubiera manifestado.

Y, por supuesto, también es posible observar la aparición de cualquiera de estas enfermedades sin la presencia del estrés de modo manifiesto.

LAS FRUSTRACIONES

Causas de las frustraciones		
EXTERNAS	**Sociales**	Fallos de otros
		Incompatibilidad de caracteres
	Materiales	Fallos de objetos
		Problemas con mecanismos
INTERNAS		Personalidad/carácter propenso a la frustración
		Incapacidad individual, incompetencia
		Deficiencia de planificación Esfuerzos insuficientes
		Falta de motivación

Reacciones ante
LA FRUSTRACIÓN

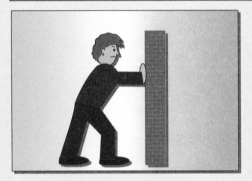

OBSTINACIÓN

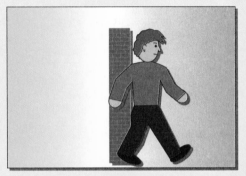

EVITACIÓN

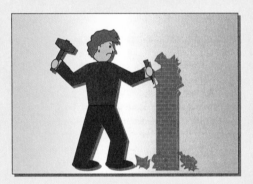

AGRESIÓN

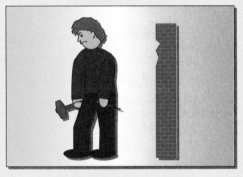

AGRESIÓN SIN ÉXITO

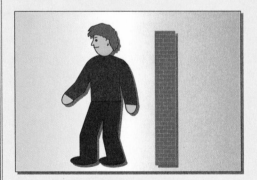

ABANDONO

Cuando una persona se encuentra frustrada puede reaccionar de diversas formas, con frecuencia improductivas. Las frustraciones requieren un análisis y una toma de decisión encauzada a desmontar los obstáculos con paciencia y determinación.

Cómo superar las frustraciones

1. ANALIZAR LA FRUSTRACIÓN

- **¿Por qué** me siento frustrado?

- **¿Cuál** es el obstáculo?

- ¿Tengo **control** sobre el problema o se me escapa por completo?

- ¿Qué **probabilidad** tengo de alcanzar mi objetivo?

Después del análisis, muchas veces lo realista es abandonar el propósito... y la frustración.

2. EJERCER LA ADAPTACIÓN

En muchas ocasiones **las circunstancias son inalterables,** pero el sujeto **puede adaptarse.**

La sola decisión de adaptarse y no frustrarse es un gran paso hacia adelante.

3. ACTUAR Y ESPERAR

Una vez decidida **la mejor** actuación posible, **se lleva a cabo** y **se espera.** Aun las situaciones más frustrantes desaparecen por sí solas cuando se ejerce la paciencia...Pero siempre es mejor prevenir que remediar.

PREVENCIÓN

Antes de que se presente la situación frustrante:

- **planifique** su actividad,

- tenga en cuenta las **diferentes posibilidades,** y

- **permítase un poco de tiempo extra...** porque siempre se presentan imprevistos.

LA DEPRESIÓN

Síntomas de la depresión

- Inestabilidad emotiva **(humor disfórico)** o tendencia a la depresión **(humor depresivo).**

- **Tristeza, melancolía.**

- **Insomnio:** Dificultad para conciliar el sueño con un despertar muy temprano.

- **Fatiga:** Ausencia de fuerza física para las tareas más ligeras. Músculos debilitados. Apariencia corporal completamente decaída.

- Sentimientos de **inferioridad** y de **reproche** hacia sí mismo.

- Sensación de **culpabilidad.**

- **Pérdida de apetito.**

- **Desgana** general por todo, incluso por lo más deseable. Falta de placer en todo.

- Pensamientos recurrentes de **muerte** o de **suicidio.** Deseos de no vivir.

Remedios contra la depresión

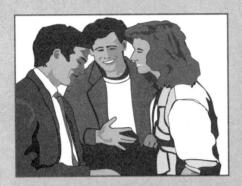

● **Un ambiente de buen humor**
Rodéese de personas que comuniquen alegría. Pero, cuidado, no vaya con una visión negativa de la vida, para evitar que los demás lo rechacen a usted.

● **Relajarse**
Las situaciones tensas son una antesala de la depresión. Casi todas las formas de depresión van acompañadas de tensión. Aprenda a relajar su musculatura y respire profundamente.

● **Mantenerse ocupado**
El trabajo regular y moderado es una de los mejores remedios contra la depresión. Cuando sienta que el desánimo se apodera de usted, propóngase una tarea sencilla y realícela. La sensación de haberla completado le proporcionará satisfacción y nuevas energías.

● **Reservarse tiempo libre**
La depresión suele aparecer fruto de situaciones de estrés insoportable, o bien por disponer de excesivo tiempo de ocio. Se trata, por tanto, de mantenerse ocupado y, a la vez, respetar el tiempo libre, con objeto de disfrutarlo y recuperar energías.

● **Relacionarse con gente que muestra interés por los demás**
A pesar de que hoy en día todos estamos demasiado ocupados con nuestros propios problemas, existe la posibilidad de interesarnos e intentar aliviar a quien puede estar al borde de la depresión, con nuestra comprensión y aceptación, sin reproches ni culpabilizaciones.

● **Reírse**
La risa sana y espontánea es una de las conductas más incompatibles con la depresión. Busque los lugares y las personas que lo hagan estar a usted de buen humor.

● **Adoptar una actitud de esperanza**
La esperanza es un factor fundamental en la existencia humana. Sin ella, se cae fácilmente en la duda, el temor y la ansiedad, ingredientes habituales de la depresión. Quienes gozan de esperanza en el más allá, y mantienen una relación con Dios como si fuera un Padre comprensivo y bondadoso, disponen de una poderosa arma contra la depresión. La ausencia de esperanza provoca un riesgo de depresión que aumenta con la edad.

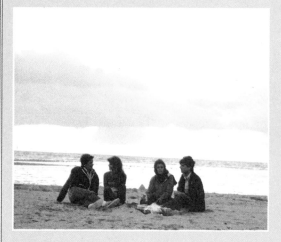

Victoria sobre la depresión

Damián, un joven latinoamericano de 24 años, trabajaba como camarero en una elegante cafetería de una gran ciudad europea. Las cosas empezaron a torcerse cuando le caducó el permiso de residencia. Por diversas razones, tenía dificultades para renovarlo. Por entonces, su novia lo abandonó por otro joven más prometedor.

Debido a su situación de ilegalidad, perdió el empleo, y Damián empezó a sufrir una tremenda depresión. Aquel joven alto, esbelto y bien parecido, que siempre había sido, parecía haberse echado diez años encima. Con barba de varios días, sucio, con la cara desmejorada, daba una impresión deplorable. Se sentía solo y profundamente abatido. En varias ocasiones pensó seriamente en quitarse la vida.

Después de unas semanas de sufrimiento, encontró un nuevo empleo, pero la depresión continuaba casi con la misma intensidad. Durante todo este tiempo, su pensamiento estuvo centrado en sí mismo y en lo miserable que era.

Un día, entró en contacto con otro joven que había pasado por una experiencia parecida, y la había superado.

Aquel joven animó a Damián a que se olvidara de su propia desgracia, y a que se preocupara durante algún tiempo por las necesidades reales de otras personas. A Damián le pareció una simpleza pensar que tan sólo preocupándose por otros, se iban a desvanecer sus propias desventuras. A pesar de todo, con la resignación de un desahuciado que prueba cualquier remedio que le ofrecen, empezó a dar pasos en esa dirección.

Se ofreció como voluntario en una sociedad que recogía ropa y alimentos para distribuirlos entre la gente necesitada. Todas las semanas trabajaba gratuitamente diez, quince, y hasta veinte horas.

La mejoría en el estado de ánimo de Damián fue notoria. Día a día encontraba nuevas fuerzas y nuevas ilusiones.

En tan sólo un mes, la depresión había remitido ostensiblemente, y Damián empezaba de nuevo a encarar la vida y el futuro con ilusión. Seguía teniendo sus problemas, pero la actitud hacia ellos era totalmente distinta.

Damián recuerda dos cosas que fueron decisivas en su recuperación: la felicidad que irradiaban esos compañeros y compañeras que con él hacían aquel trabajo desinteresado, amén de la propia satisfacción de estar ayudando a personas que se encontraban incluso en peor situación que la suya.

La salud mental

La salud mental, de modo muy semejante a la física, no es un concepto fácil de delimitar, pues la frontera entre sanos y enfermos no siempre se puede fijar con precisión. Ahora bien, la persona sana, desde el punto de vista mental, podemos decir que es aquella que se encuentra razonablemente a gusto consigo misma, a gusto con los demás, y que sabe encarar las dificultades comunes de la vida.

La persona sana mentalmente se siente...

A GUSTO CONSIGO MISMA

✔ Tiene un concepto equilibrado de sí misma
✔ Mira a su pasado positivamente
✔ Espera el futuro con confianza
✔ Manifiesta un constante deseo de superación
✔ Se respeta a sí misma (autoestima)
✔ Reconoce sus propias aptitudes, así como sus limitaciones personales

A GUSTO CON LOS DEMÁS

✔ Es capaz de apreciar a los demás y compartir lo que tiene
✔ Establece relaciones interpersonales duraderas
✔ Siente un profundo respeto por los demás
✔ Se siente integrada en su grupo
✔ Posee un claro sentido de responsabilidad hacia su prójimo

...Y SABE ENCARAR LAS DIFICULTADES

✔ Se ajusta a las variaciones que puedan ocurrir
✔ Afronta los problemas con calma
✔ Está abierta a nuevas experiencias e ideas
✔ Es realista al marcarse objetivos
✔ Realiza sus tareas con esfuerzo y obtiene con ello satisfacción

Estrés con efectos rápidos

PREGUNTA: **Entiendo que la intensidad de las situaciones de estrés afecte seriamente a la salud a largo plazo. Pero, ¿es posible contraer en un lapso breve de tiempo una enfermedad cuyo origen haya sido el estrés?**

RESPUESTA: Es necesario evaluar la **intensidad** del agente estresante y la **fortaleza** o **debilidad** del sujeto que lo sufre.

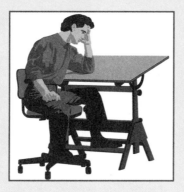

Es decir, a un individuo dotado de buenos recursos físicos y psicológicos, hay que someterlo a mucho estrés para que desarrolle una enfermedad; mientras que un sujeto de naturaleza ansiosa, propenso a sufrir estrés, puede verse afectado por situaciones que para la mayoría de las personas resultan perfectamente tolerables.

Ahora bien, cuando se dan simultáneamente ambos factores –fuerte agente estresante y persona débil–, el tiempo que los mecanismos del estrés necesitan para provocar una enfermedad es mínimo.

Existen informes en los que se constata que, en los campos de batalla, algún soldado ha llegado a morir literalmente de miedo.

Esto ocurre en virtud de una reacción biológica llamada **"rebote parasimpático"**, por la que el sistema nervioso parasimpático reacciona en exceso contra las señales de alarma del sistema nervioso simpático. Tanta es la fuerza del sistema parasimpático para frenar el ímpetu de la reacción, que detiene la propia vida.

Otro ejemplo extremo, es el caso publicado por P. G. Zimbardo en el libro "Psychology and Life" (Psicología y vida), de una joven que ingresó en el hospital aterrorizada porque sentía que iba a morir.

Se la admitió por su evidente estado nervioso, pero no se le pudo confirmar enfermedad alguna.

Al día siguiente fallecía sin causa aparente.

Más tarde se supo que una mujer que vivía en un bosque había predicho que esta joven moriría antes de cumplir los 23 años.

Dejó de existir dos días antes de su cumpleaños.

Había sido víctima de su propio pánico.

Por supuesto, estos ejemplos constituyen casos aislados y extremos, pero que nos sirven de ilustración. En términos generales la enfermedad aparece cuando las situaciones de estrés se han prolongado significativamente.

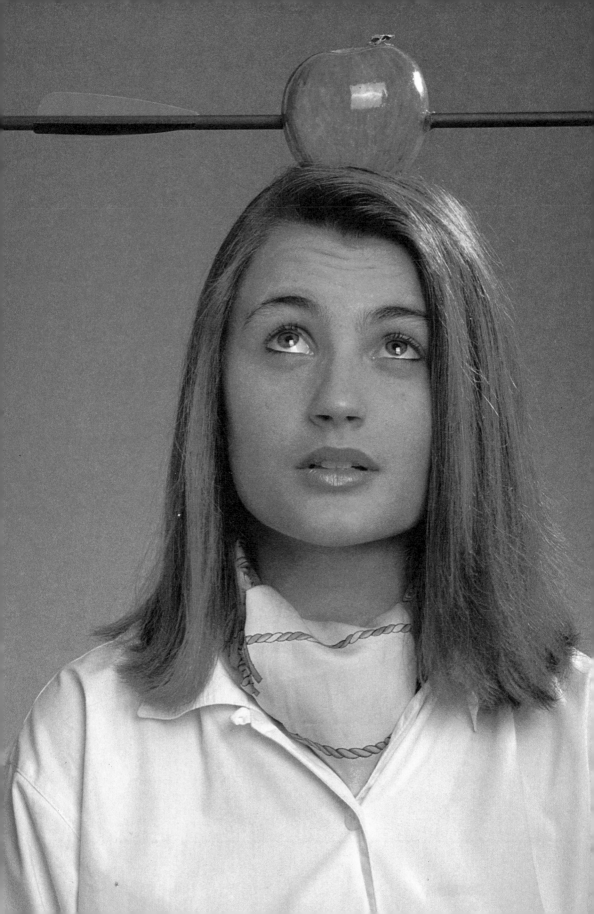

Las causas del estrés

3

CUALQUIER análisis del estrés mostrará que, en general, existen dos fuentes que lo producen. En primer lugar, están los agentes estresantes que vienen de las circunstancias exteriores, del ambiente, del trabajo, de la familia, de los estudios, etcétera.

En segundo lugar, tenemos el estrés producido por uno mismo, es decir, por el modo que cada cual tiene de solucionar los problemas, de su propia personalidad, de su temperamento o de su autodisciplina; en definitiva, de la salud física y mental con que cada cual cuenta.

Por tanto, el **origen del estrés** puede considerarse como de naturaleza:

- **externa,** o
- **interna**

Cuando los agentes externos o ambientales son excesivamente fuertes, hasta los individuos mejor capacitados pueden sufrir estrés. Cuando alguien es muy frágil psico-

Lo que más perturba la mente del hombre es aquello que no ve.

JULIO CÉSAR
emperador e historiador romano
100-44 a.C.

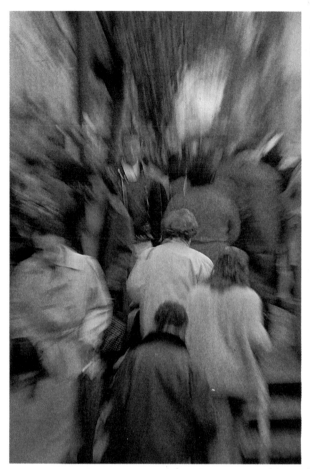

El contacto con la gente es la principal fuente de estrés. Pero el aislamiento prolongado, es asimismo altamente estresante. Hay que mantener un equilibrio entre el tiempo que dedicamos a la convivencia familiar y amistosa, y el que conviene que pasemos a solas y en contacto con la naturaleza.

que muchos, vividos simultáneamente, pueden convertirse en realmente peligrosos.

Esbozamos a continuación diversas situaciones en las que se origina el estrés.

Experiencias traumáticas

Quizá los efectos más radicales del estrés los encontremos en personas que han vivido de manera directa experiencias traumáticas. Tanto si son catástrofes naturales (terremotos, huracanes, inundaciones,...) como humanas (guerras, accidentes, desastres nucleares, intentos de homicidio, agresiones, violaciones,...), aportan una cantidad considerable de estrés durante y después del acontecimiento.

lógicamente, aun los agentes estresantes más tenues le afectarán de modo considerable.

Lo que nos viene de fuera

Desde un espectacular terremoto o una guerra, hasta perder las llaves de casa, encontramos una amplísima gama de acontecimientos que producen tensión. Los hay trágicos, y los hay simplemente molestos; pero todos contribuyen a crear o aumentar el estrés.

Mientras los sucesos estresantes de gran magnitud pueden convertirse en devastadores para el equilibrio mental, los menores por sí solos no resultan significativos; aun-

Se ha observado que, las víctimas que sobreviven a estas situaciones, pasan por un periodo de estrés que sigue tres pasos:

- El primero, es una **ausencia de respuestas;** el sujeto parece ido, en otra esfera, como ajeno a lo ocurrido.

- El segundo paso, se evidencia por la **incapacidad** personal para **iniciar** cualquier tarea por simple que sea, aunque sí puede seguir las instrucciones que se le den.

- Finalmente, el afectado entra en una **etapa de ansiedad y aprensión** en la que vuelve a revivir las escenas a través de fantasías o pesadillas. A veces, puede

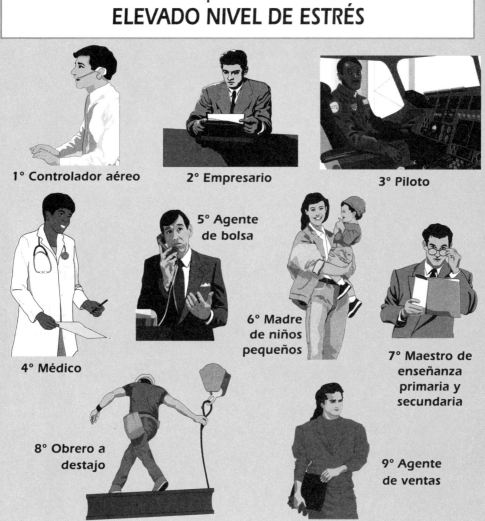

Ocupaciones con
ELEVADO NIVEL DE ESTRÉS

1° Controlador aéreo

2° Empresario

3° Piloto

4° Médico

5° Agente de bolsa

6° Madre de niños pequeños

7° Maestro de enseñanza primaria y secundaria

8° Obrero a destajo

9° Agente de ventas

El **grado de estrés** que se considera que, por sí mismo, produce un trabajo, varía según los autores. En el cuadro ofrecemos algunos de los considerados como más estresantes.

Hay otras labores, como la de **inspector de policía** o la de **funcionario de** **instituciones penitenciarias** (carcelero), que se consideran tan estresantes como la de piloto o médico

También generan un estrés intenso ocupaciones como la de **intérprete simultáneo, operador de centralita telefónica,** o la de **minero.**

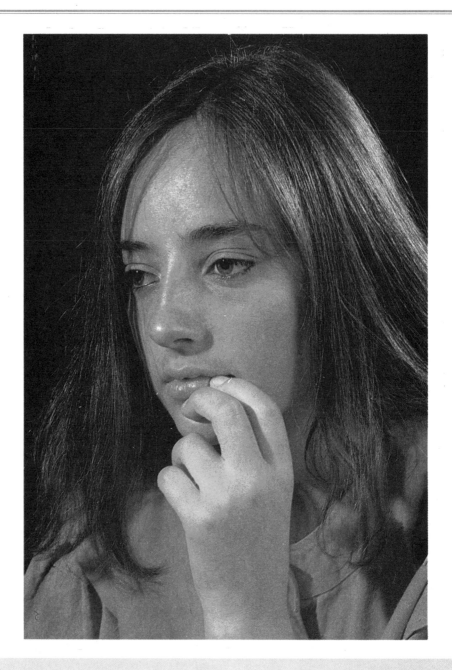

Con el fin de que nuestros propios pensamientos no nos resulten estresantes, hemos de aprender a controlarlos. Para que nuestros soliloquios sean constructivos, es necesario que aprendamos a practicar la genuina meditación. Aplicando los consejos y enseñanzas de este libro obtendremos una eficaz ayuda para conseguirlo.

sufrir un agudo **sentimiento de culpabilidad** por haber sobrevivido en una tragedia en la cual otros, en cambio, perdieron la vida.

Acontecimientos estresantes

A lo largo de la vida nos encontramos con sucesos que pueden considerarse especialmente cargados de estrés. Algunos, sin ser traumatizantes, son de una intensidad suficiente como para alterar nuestro equilibrio vital.

A pesar de que los **acontecimientos negativos** son los que traen consigo mayor nivel de estrés, muchos **cambios favorables**, como por ejemplo, pasar a un puesto de trabajo de mayor categoría y remuneración que el anterior, también conllevan una buena dosis de estrés.

Thomas H. Holmes y Richard H. Rahe elaboraron una lista de sucesos, llamada *"Escala de reajuste social"* (pág. 164). Los acontecimientos estresantes se hallan ordenados por la cantidad de estrés que provocan, desde la máxima: la muerte del cónyuge, hasta la menor: una transgresión legal leve.

Para elaborar esa lista, los investigadores analizaron miles de entrevistas e historiales médicos, con el propósito de identificar los acontecimientos considerados por la gente como los más estresantes. A continuación, a fin de asignar valores numéricos a estas experiencias, pidieron a 394 hombres y mujeres de diversas edades, estado civil y clase social, que evaluaran numéricamente las vivencias estresantes según les afectasen a ellos. De esta manera se formó una escala de 43 experiencias estresantes.

La cuantificación de estos acontecimientos, así como la propia lista de ellos, resultan, desde luego, bastante relativas. El orden y la relación de acontecimientos estresantes pueden variar considerablemente según la edad o la situación sociocultural. Por ejemplo, en estudios posteriores se ha observado que mientras los adultos ponían los problemas sexuales en el lugar 13º de la escala, los jóvenes los colocaban en el 5º. También aparecían en contraste los participantes norteamericanos con los europeos. Por ejemplo, los primeros consideraban la muerte de un familiar mucho más estresante que los segundos.

Sea cual fuere la lista específica de cada lector, es importante reconocer que existen hechos que producen estrés en mayor o menor grado, y que si estamos apercibidos de ellos nos encontraremos más preparados para afrontarlos.

Molestias cotidianas

Esas palabras agrias que nos dirige el compañero de trabajo, o aquel aparato que se rompe cuando lo estamos utilizando, o bien esa interrupción en el trabajo que nos obliga cambiar de actividad cuando todo parecía ir maravillosamente, o el autobús que arranca cuando llegamos corriendo a la parada y nos hace llegar tarde a la cita, o esa carta que estamos esperando pero que nunca llega, son ejemplos de pequeñas molestias que pueden hacer el camino tenso y empinado.

Si estos acontecimientos menores sobreabundan en la experiencia de una persona, y ésta permite que le afecten, puede llegar a una situación de estrés intolerable, tan trágica como si hubiese venido motivada por un agente estresante de gran magnitud.

A pesar de todo, el componente individual puede ofrecer diferencias notables. En efecto, encontramos profesionales en determinadas circunstancias adversas, que casi nunca sufren estrés, mientras otros, ejercitando profesiones consideradas relajadas, se estresan con facilidad.

Ambiente físico y social

Todo lo que nos rodea físicamente contribuye a una mayor o menor cantidad de estrés. Un ambiente interior limpio, ordenado, amplio, silencioso y con la temperatura ideal, constituye un paso importante

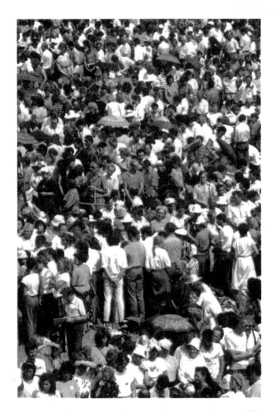

Y es que el ruido tiene la capacidad de acumularse y provocar:

- **cansancio,**
- **irritabilidad,**
- **insomnio,**
- **dolor de cabeza,** y
- **tensión muscular;**

síntomas todos ellos asociados al estrés.

El espacio vital

También la **escasez** del espacio vital tiende a generar estrés.

Hombres y animales necesitan un espacio o territorio donde desarrollar sus funciones vitales. Puede observarse este fenómeno muy claramente en el reino animal: Las fieras luchan por el dominio de un territorio; marcan sus términos, normalmente utilizando orina o heces; y cuando otro animal de la misma especie cuestiona la posesión territorial, se entabla una lucha para establecer las nuevas fronteras.

Para los seres humanos, la OMS (Organización Mundial de la Salud) establece un mínimo de 16 metros cuadrados por persona. Nos preguntamos cuántas veces se pasa completamente por alto esta importante recomendación, no sólo en las regiones pobres, sino también en las grandes metrópolis de los países industrializados.

El espacio personal

Relacionado con el espacio vital, encontramos el personal. Cuando la gente se relaciona entre sí mantiene una **distancia física** delimitada por el llamado espacio

en la tarea de evitar el estrés. Un ambiente exterior de aire puro, agua limpia, vegetación hermosa, ruido mínimo y poca densidad de población, supondría un avance importante hacia la relajación.

Desafortunadamente, el habitante promedio del planeta Tierra se ve obligado a convivir con el hacinamiento, la contaminación ambiental (aire, agua, alimentos), la escasez de recursos, y un nivel sonoro a menudo insoportable.

El ruido

Precisamente, el **exceso** de ruido es el origen del estrés en muchos casos. En una reciente encuesta llevada a cabo en Madrid entre los asistentes a una conferencia sobre el estrés, después de los problemas interpersonales, el trabajo, la salud y las finanzas, apareció el ruido como quinta fuente importante del estrés.

Intensidad sonora
en distintos ambientes

Decibelios	Ambiente	Nivel de riesgo
180	Plataforma de lanzamiento de nave espacial	Pérdida del oído
140	Avión a reacción (aterrizaje o despegue)	Riesgo por una sola exposición al ruido
UMBRAL DEL DOLOR		
130	Auriculares a volumen máximo	Riesgo inmediato
120	Trueno, concierto de rock cerca de altavoces	Riesgo inmediato
100	Motosierra, taladro a presión	2 horas
90	Motocicleta, tráfico de camiones	6-8 horas
LESIÓN AUDITIVA EN POTENCIA		
80	Timbre de teléfono, tráfico intenso, metro	8-10 horas
70	Secador, bullicio de bar, tráfico normal	Exposición constante
UMBRAL DE POSIBLE RIESGO		
60	Conversación normal, máquina de coser	
50	Aire acondicionado, automóvil a baja revolución	
40	Ambiente de casa u oficina (sin tráfico)	
30	Susurro, pasos sobre moqueta	
1	Nivel mínimo de percepción del oído humano	

personal. Dependiendo de la cultura y del grado de relación, el espacio personal varía.

Por ejemplo, en el Oriente Medio, cualquiera conversa cara a cara con un desconocido a una distancia de pocos centímetros, mientras que en los países europeos los desconocidos se hablan a una distancia de 60 a 90 centímetros.

¿Por qué existen estas reglas sociales que nadie ha escrito o prescrito de modo explícito jamás?

En sus relaciones sociales el ser humano necesita guardar una mayor o menor distancia, de acuerdo con el grado de intimidad con el interlocutor. Se trata de una especie de **protección invisible,** que, al respetarse, proporciona seguridad. La violación de este espacio personal supone un advenimiento inmediato del estrés.

Lo que nos sale de dentro

Elecciones conflictivas

Cada vez que hemos de **decidir entre dos o más opciones** se genera una cierta tensión, una mayor o menor cantidad de estrés.

En realidad, el estrés no sólo depende de si las opciones son atractivas o repulsivas, sino, especialmente, de la **similitud** de las opciones y la consecuente **dificultad de elección.**

Por ejemplo, si un joven que busca trabajo encuentra uno y lo acepta, no ha sufrido ningún tipo de conflicto en la elección. Sin embargo, si encuentra simultáneamente dos empleos de parecida remuneración y satisfacción personal, puede experimentar el estrés motivado por el conflicto hasta que toma la decisión.

Atendiendo a la cualidad negativa o positiva de los estímulos que provocan la tensión, nos encontramos con cuatro tipos de conflictos a la hora de elegir:

1. Conflictos de evitación-evitación

La presencia de dos situaciones que se perciben como negativas sumergen al sujeto en un conflicto por el cual trata de evitar ambas. Sin embargo, en la mayoría de los casos, ha de optarse por una de las situaciones, presumiblemente la menos dañina.

Cuando un niño se ha comprometido con su madre a colaborar con ella en las tareas domésticas, tiene que debatirse ante el dilema «¿Lavar los platos o quitar el polvo?»

Después de hacer una mueca, cerrar los ojos y encogerse de hombros, con mucha resignación dice:

–El polvo.

Acontecimientos similares resultan muy frecuentes en la vida diaria.

2. Conflictos de atracción-atracción

En cierta ocasión, un escolar de unos 12 años me dijo:

–Si ponemos dos montones de paja exactamente iguales y llevamos a un burro hambriento a la mitad justa de ambos montones, ¿de cuál comerá?

Yo no supe responder.

Inmediatamente, el muchachito replicó:

–Se morirá de hambre al no poder decidirse.

Aunque la respuesta nos parezca chistosa, no resulta del todo inverosímil.

Si bien es cierto que en la práctica la situación resultaría imposible de demostrar, en la vida de los seres humanos se observan conflictos de atracción en los que resulta difícil decidirse.

Podemos observarlo cuando al ganador de un concurso televisivo se le pide que escoja entre dos grandes premios de valor muy parecido, cuando una joven tiene dos pretendientes y a ella le gustan los dos, o cuando un médico debe escoger entre la dedicación hospitalaria exclusiva o su consulta privada.

Clases de conflictos

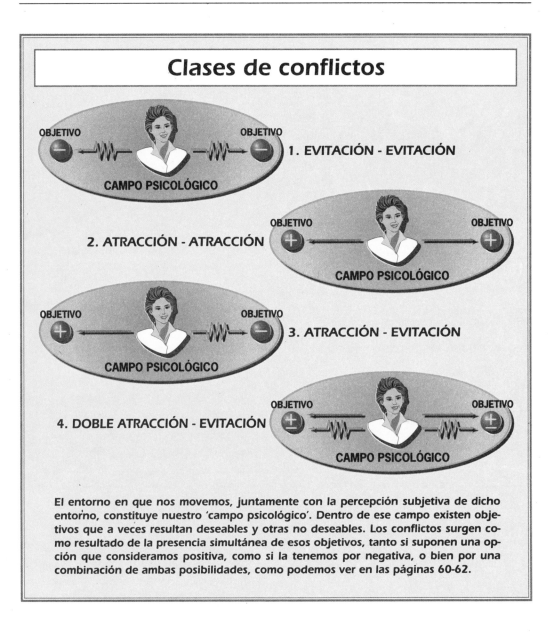

OBJETIVO ⊖ ～～ 👤 ～～ ⊕ **OBJETIVO**
CAMPO PSICOLÓGICO
1. EVITACIÓN - EVITACIÓN

2. ATRACCIÓN - ATRACCIÓN
OBJETIVO ⊕ ← 👤 → ⊕ **OBJETIVO**
CAMPO PSICOLÓGICO

OBJETIVO ⊕ ← 👤 ～～ ⊖ **OBJETIVO**
CAMPO PSICOLÓGICO
3. ATRACCIÓN - EVITACIÓN

4. DOBLE ATRACCIÓN - EVITACIÓN
OBJETIVO ⊕ ～～ 👤 ～～ ⊕ **OBJETIVO**
CAMPO PSICOLÓGICO

El entorno en que nos movemos, juntamente con la percepción subjetiva de dicho entorno, constituye nuestro 'campo psicológico'. Dentro de ese campo existen objetivos que a veces resultan deseables y otras no deseables. Los conflictos surgen como resultado de la presencia simultánea de esos objetivos, tanto si suponen una opción que consideramos positiva, como si la tenemos por negativa, o bien por una combinación de ambas posibilidades, como podemos ver en las páginas 60-62.

3. Conflictos de atracción-evitación

Los conflictos de este tipo ocurren ante la presencia de un motivo que se percibe al mismo tiempo como negativo y positivo. Estos motivos se denominan **ambivalentes.**

Una madre puede ver a su hijo veinteañero marcharse a un país lejano a partici-par en un proyecto humanitario, lo cual le hace experimentar dos sentimientos contradictorios: uno de satisfacción o atracción, y otro de rechazo o evitación.

Por una parte se siente orgullosa y contenta de ver a su hijo marchar para ayudar a otros, pero a la vez triste y preocupada, a causa de la la separación, así como por la incertidumbre de lo que pueda ocurrirle.

Tomar decisiones

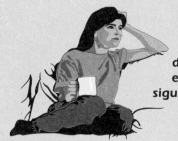

La incertidumbre ante una toma de decisión es con frecuencia motivo de estrés. Intente decidir la próxima vez siguiendo las pautas que se sugieren en este cuadro

1. **No decida "en caliente":** Si es posible, deje que pase un poco de tiempo. El día siguiente suele ser un buen momento.

2. **Escriba las opciones posibles**

3. **Anote las ventajas e inconvenientes** de cada una de ellas

4. **Mire al pasado** y contéstese usted mismo a la pregunta: «¿Cómo me fue cuando decidí algo parecido?»

5. **Proyécte las opciones** en el futuro inmediato: «¿Qué pasará si decido esto?» «¿Y si lo hago de esta otra manera?»

6. **Escoja ahora la opción** que, estando de acuerdo con sus principios, resulte más provechosa para usted y los demás afectados.

7. **Acepte la opción** y sus inevitables consecuencias. No piense: «Ojalá hubiese elegido otro camino.»

4. *Conflictos de doble atracción-evitación*

Se trata del conflicto que aparece como resultado de la existencia de dos motivos que, cada uno por su parte, tienen un componente positivo y negativo a la vez. Es decir, el motivo A lo percibe el interesado con una dimensión positiva y negativa al mismo tiempo. Y a su vez, el motivo B lo percibe igualmente con una dimensión positiva y otra negativa.

Pensemos en el caso de una joven que tiene que decidir entre el matrimonio y los estudios de medicina. Por el momento resultan incompatibles, ya que, si se casa, necesita trasladarse a un lugar en el que no hay facultad de medicina.

Como resultado experimenta un conflicto de doble atracción-evitación: Contempla el matrimonio positivamente, como una situación que le proporcionaría muchas satisfacciones; pero con el riesgo de menor independencia y nuevos problemas de convivencia.

Simultáneamente, también observa con entusiasmo la carrera de medicina, por su prestigio y por su componente humanitario; pero reconoce los enormes sacrificios que ha de hacer para estudiar todas las materias, aparte de la asistencia a las prácticas de laboratorio y de hospital.

Cada persona tiene un límite. Cuando lo sobrepasa "se rompe". Así que es preciso que todos aprendamos a conocer cuáles son nuestros límites, y nuestras limitaciones, así como a saber asumir unos y otras.

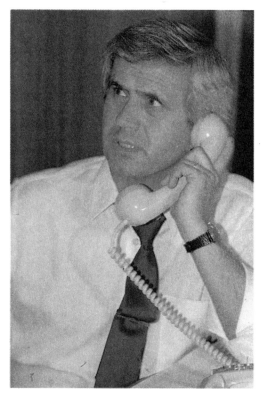

Es curioso observar que el conflicto es tanto mayor cuanto más semejante resulta el valor de los motivos. Desde un punto de vista lógico, la elección de objetivos similares parecería la menos problemática, ya que cualquiera de las opciones resultaría igual de buena, o igual de mala. Pero el ser humano no siempre actúa con lógica. Y es precisamente la **similitud de opciones** lo que hace a muchas personas demorarse en la decisión y sufrir un fuerte estrés.

Quizá este fenómeno pueda explicarse por la naturaleza egoísta del ser humano, que siempre desea sacar provecho de todas las opciones positivas, evitando a la vez todas las que considera negativas. Mientras, condicionado con esta pretensión, el sujeto pospone la decisión y su incertidumbre persiste.

Mis circunstancias y yo

Las prisas, la incapacidad de predicción y la falta de control sobre los acontecimientos son otras causas de estrés.

Prisa

«Fecha tope» «Cierre» «Es el momento de acabar» «Límite del plazo»... Con su simple mención, más de uno ya se pone nervioso.

Cuentan que cuando Napoleón estaba preparándose para un gran acontecimiento, o incluso una batalla, le ordenaba enfáticamente a su mayordomo:

–Vísteme despacio, que tengo prisa.

Como ya se ha indicado, los objetivos que se logran con estrés pueden resultar sobresalientes, pero, la probabilidad de un accidente o un imprevisto que lo arruine todo, es mayor cuando hay excesiva urgencia.

Incertidumbre

La incapacidad de predicción es otro factor de estrés, el cual se halla ligado invariablemente a la ansiedad.

El ser humano tiene mayor capacidad para afrontar el estrés cuando el agente estresante se encuentra desprovisto de incertidumbre, o bien cuando es capaz de identificarlo y además conoce el momento en que se va a presentar.

Este fenómeno se pone bien de manifiesto en el caso de desastres cuyos efectos no se manifiestan realmente hasta transcurridos años.

Es el caso de algunos accidentes nucleares, en los que pueden pasar varios años, hasta que se sabe con certeza si han afectado o no a las personas. Se ha observado que muchos damnificados viven estresados ante la posibilidad de que se les manifiesten los temibles síntomas. Lo mismo se ha observado con portadores del virus del sida, que puede llegar a manifestarse hasta ocho o diez años después de haber sufrido el contagio.

Hechos no controlables

Imagínese el lector como acompañante del piloto de una pequeña avioneta biplaza. En pleno vuelo, el piloto se desmaya y pierde el conocimiento. No cabe duda que, si el lector no tiene idea de cómo manejar el aparato, la cantidad de estrés será considerablemente mayor que si posee ciertas nociones de cómo aterrizar.

El destacado investigador de la conducta, Weiss, publicó en la revista *Scientific American* (la edición española se llama *Investigación y Ciencia*) un interesante informe sobre un experimento con ratas, que resultó asimismo válido para los seres humanos.

Weiss colocó dos ratas albinas en sendos compartimientos, con un electrodo conectado en la cola, por el que podían recibir descargas eléctricas dolorosas. Uno de los dos animalitos recibía un anuncio acústico antes de sufrir las descargas. Además tenía el privilegio de poder evitarlo accionando una palanca con la pata delantera.

Naturalmente, ambas ratas experimentaron estrés. Como resultado las dos perdieron peso y desarrollaron úlceras en el estómago. Sin embargo, la rata que no tenía acceso a ningún tipo de privilegio, sufría una lesión gástrica cuatro veces mayor, y había perdido el doble de peso, que la rata que tenía control sobre las descargas eléctricas.

El 60% de los individuos que padecen estrés no hace nada para afrontarlo. No cuentan con la preparación para poder controlar lo que vendrá después. No es extraño que este problema se extienda cada vez más. Por eso es importante que el lector conozca métodos prácticos para afrontar las situaciones estresantes.

Yo y mis circunstancias

Hemos visto cómo las circunstancias externas tienen mucho que ver con el advenimiento del estrés. De hecho, una de las posibles estrategias de acción es cambiar nuestro entorno y hacerlo menos estresante. Sin embargo, esto resulta prácticamente imposible en muchos casos. Por ello, queremos dedicar atención a otra **fuente** tremendamente importante **de estrés: uno mismo.**

El cambio de actitud personal ante las situaciones tensas puede ser, en la realidad, la mejor vía de solución.

Tipología y estrés

En los años cincuenta, los célebres cardiólogos Meyer Friedman y Ray Rosenman establecieron la distinción entre dos tipos de personalidad:

- el **tipo A,** con **alto riesgo** de infarto cardíaco, y
- el **tipo B,** con **riesgo mínimo** de infarto cardíaco.

En su estudio, de ocho años de duración, comprobaron que se daban más del doble de pacientes con infarto en el grupo A que en el grupo B.

Las características de estos dos tipos fundamentales quedan reflejadas en el cuadro de la página contigua.

Por supuesto, existe toda una gama de tipos intermedios o con características entrecruzadas; pero esta simplificación resulta de gran utilidad para saber de qué lado se inclina cada cual. Y cuando uno lo sabe, puede buscar los medios para situarse en una posición de mayor equilibrio.

Tipología y estrés

TIPO A	TIPO B
CONDUCTA GENERAL	
Movimiento constante	Tranquilidad motriz
Impaciencia	Calma
Expresión facial tensa	Expresión facial relajada
Risa a carcajadas	Risa suave
Insatisfecho con su puesto Quiere ascender	Satisfecho con su situación
Competitivo en el trabajo, juegos y deportes	Evita las situaciones competitivas
Se queja con frecuencia	Rara vez se queja
CONVERSACIÓN	
Rápida y a volumen alto	Pausada y a bajo volumen
Con altibajos y énfasis	En tono uniforme
Expresiva y gesticulante	Calmada, con gesticulación escasa
Responde de inmediato	Responde tras una pausa
Da respuestas breves y directas	Da respuestas más bien extensas
Mete prisa al interlocutor (asiente con gestos repetidamente)	Escucha con atención
Interrumpe	Espera para responder

Las personas que en su forma de ser y en su estilo de vida se acercan al extremo A son más susceptibles al estrés y a las enfermedades coronarias. Por su parte, los individuos del tipo B corren menos riesgos cardíacos; pero, si se encuentran en el extremo, pueden hallarse faltos de energía para afrontar los retos cotidianos. ¿Puede usted pensar en amigos o conocidos que, a su juicio, se ajustan en parte o totalmente a estas dos tipologías representativas?

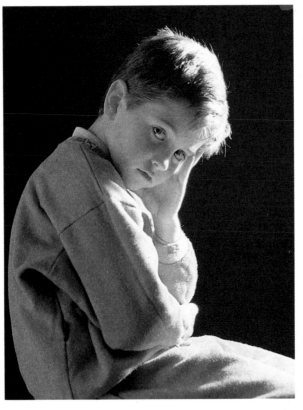

Los niños pueden sentirse culpables de hechos que no les son imputables, lo cual los estresa, e incluso puede abocarlos a estados depresivos.

dades, con el consiguiente debilitamiento físico y psíquico.

Cuando nos vemos asaltados por nuestra codicia, o por la agresiva publicidad moderna, hemos de pararnos a pensar si subir más arriba y consumir más, de veras nos va a proporcionar mayor bienestar y una vida más placentera: ¿Vale la pena perder la paz personal y familiar por una segunda o tercera vivienda, o por un automóvil más lujoso? ¿O por demostrar a los demás que hemos triunfado profesional y socialmente?

¿No es mejor procurar **conformarse** con lo que uno es y tiene, aunque **sin renunciar a las oportunidades de progreso** y **mejoramiento**?

Competividad y consumismo

Podríamos mencionar aun bastantes más causas estresantes, pero en la sociedad occidental, hay dos bastante destacables, en parte de origen externo, pero con un innegable componente personal innato o adquirido: la competitividad y el consumismo.

El afán de **progreso** y **mejoramiento** material es una motivación muy humana y positiva. Ahora bien, cuando ese afán deviene exagerado y compulsivo, puede llegar a provocar gran estrés, angustia y depresión; sobre todo cuando a alguien le parece que no consigue el nivel que cree merecer.

Tanto la **competividad** exacerbada, con el consiguiente **anhelo de poder**, como el **afán por poseer** cada vez mayor número de bienes, hacen que muchas personas trabajen por encima de sus posibili-

Culpabilidad

Muchas personas se estresan intensamente por albergar sentimientos de culpa.

Hemos de distinguir los sentimientos **irracionales** de aquellos que **tienen razón de ser**:

Entre los primeros, encontramos los de algunos niños que se sienten culpables porque sus padres se han divorciado, los de sobrevivientes a tragedias y accidentes que se culpan a sí mismos por las muertes ajenas, o los de padres que se consideran culpables por haber tenido un niño subnormal.

Estas personas necesitan reconocer la irracionalidad de sus razonamientos. Aquí es fundamental el apoyo de alguien experimentado –profesional de la salud mental o no–, que les ayude a comprender el alcan-

Los errores del dibujante

– Me gustaría saber cómo consigues una calidad tan excelente en tus dibujos –le decía un dibujante a un colega famoso.

– Pues, gracias a la goma de borrar –respondió sin pensárselo el artista de éxito.

Y aclaró, después de una breve pausa:

– Cuando cometo un error, la uso, y lo intento de nuevo hasta quedar satisfecho. La calidad de mis obras nunca sería tal, si no fuese por mis múltiples errores.

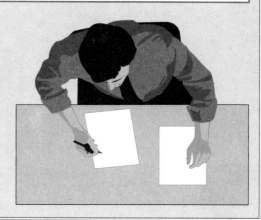

Los errores son fuente de lamentos, y de estrés. Cada error, sin embargo, puede ofrecernos preciosas oportunidades de superación. Ya lo dice el refrán: "Para aprender, perder".

ce de su responsabilidad y librarse de ese inapropiado sentimiento de culpabilidad.

Ahora bien, existen situaciones de estrés intenso que vienen motivadas por una sensación de culpa que corresponde a un **hecho concreto**.

De todos son conocidos los casos de delincuentes no descubiertos, quienes, pasados los años, se entregan a la justicia, después de haber intentado convivir durante un tiempo con una conciencia que los atormentaba por las inmoralidades cometidas. A veces, ni entregándose a la justicia consiguen librarse de esos sentimientos.

¿Qué hacer ante el estrés que provoca el peso de la culpa?

La práctica totalidad de los sentimientos de culpa presenta una estrecha relación con otras personas, lo cual exige el perdón y la reconciliación. Jesucristo urgía a sus seguidores a reconciliarse con los semejantes antes de reconciliarse con Dios:

«Si al llevar tu ofrenda al altar, te acuerdas de que tu hermano tiene algo contra ti, deja allí tu ofrenda ante el altar, y ve a reconciliarte primero con tu hermano. Entonces vuelve, y ofrece tu ofrenda» (S. Mateo 5: 23, 24).

El sencillo paso de pedir perdón o de ofrecerlo, no se practica lo suficiente. Quizá debido a un mal entendido amor propio, o por una tendencia egoísta. Sea cual fuere la razón, lo cierto es que se impone la necesidad de reconciliarse con aquel a quien hicimos mal y por el cual podemos sufrir sentimientos de culpa.

El último y definitivo paso para librarse de la culpa es pedir perdón a Dios.

No importa lo grande que sea la transgresión, esa carga puede depositarse en el Creador de todas las cosas siempre que haya un arrepentimiento auténtico. Ésta es la promesa del apóstol San Juan al respecto:

«Si confesamos nuestros pecados, Dios es fiel y justo para **perdonar** nuestros pecados, y **limpiarnos** de **todo** mal» (1 S. Juan 1: 9).

67

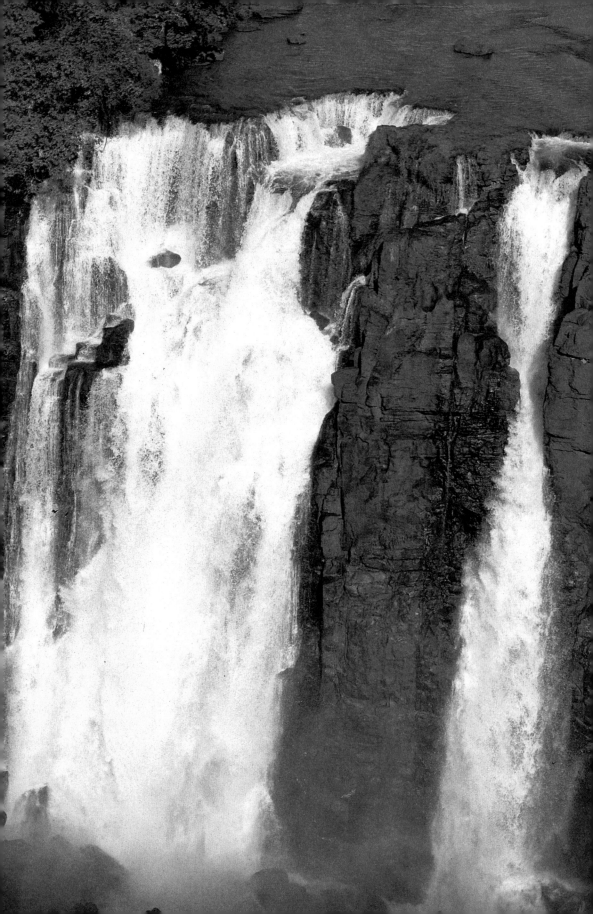

4

Las relaciones interpersonales

TODAS las alegrías y las penas le vienen a Raquel por la gente. Tiene 19 años... y algunos problemas con sus padres. Hay muchas cosas en las que no están de acuerdo. La mayor fuente de disputas son los estudios. Tanto a su padre como a su madre les gustaría que cursase una carrera universitaria, pero a Raquel no le apetece estudiar.

–En realidad –dice Raquel– acabé los estudios secundarios por darles gusto a ellos... No puedo "encerrarme" cinco años en la universidad por la misma razón.

De todos modos Raquel intenta evitar las confrontaciones familiares. Al discutir con sus padres se pone muy nerviosa, y a veces incluso acaba diciendo barbaridades. Y aun cuando no discutan, el ambiente general en su casa es tenso.

En el trabajo, las cosas tampoco le marchan bien. La supervisora le hace la vida imposible. Parece que está a la espera de

> Río desbordado
> es el pleito
> que se inicia;
> vale más retirarse
> que complicarse
> en él.
>
> SALOMÓN
> PROVERBIOS XVII, 14
> VERSIÓN "DIOS HABLA HOY"

que haga algo mal para llamarle la atención delante de todos. Esta sensación provoca que se sienta tremendamente incómoda. Raquel quisiera poder cambiar de empleo, pero no tiene otro sitio a donde irse.

Eso sí, lo mejor de cada día es el encuentro con su novio. Él la escucha, la anima y le da consejos, en un intento de que sus relaciones en casa y en el trabajo puedan ir mejor. Salen de paseo con otra pareja de amigos: hablan, se ríen, y disfrutan tanto de la amistad que Raquel se libera de todas las tensiones y el estrés en compañía del grupo.

La primera fuente de estrés

Cuando se pide a alguien que señale las situaciones que más estrés le producen, empezará la lista refiriéndose a algún problema interpersonal, ya sea de familia, de trabajo, o con algún amigo.

De la misma manera, al indicar aquello que produce mayor satisfacción, se mencionan situaciones diferentes, pero también en relación con personas.

La mayoría de los expertos coincide en considerar las **relaciones humanas** como la causa primordial del estrés. De ahí que

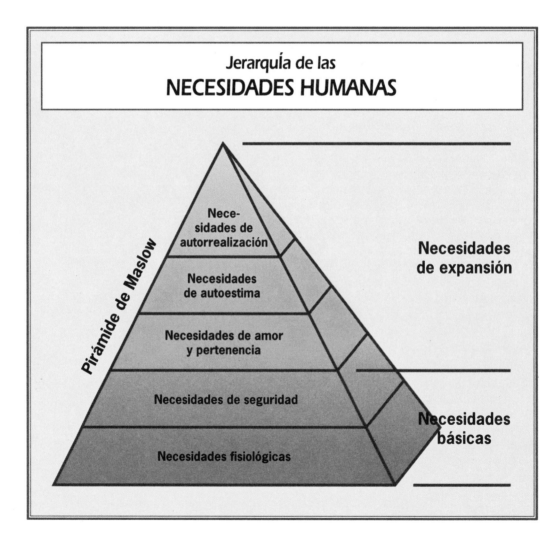

Jerarquía de las
NECESIDADES HUMANAS

Pirámide de Maslow

Necesidades de autorrealización

Necesidades de autoestima

Necesidades de amor y pertenencia

Necesidades de seguridad

Necesidades fisiológicas

Necesidades de expansión

Necesidades básicas

dediquemos este capítulo completo a las relaciones interpersonales, y a cómo cultivarlas de modo que constituyan una fuente de gozo y no de conflictividad.

En comunidad

Cuando Abraham Maslow, el notable psicólogo humanista, diseñó su pirámide de necesidades humanas, puso como fundamento las necesidades fisiológicas y las de seguridad.

Ahora bien, después de la alimentación, el descanso, el cobijo y la seguridad, la primera de las necesidades que surge es la de afecto y pertenencia; es decir, la necesidad de que otros nos acepten y nos consideren amigos. Por tanto, no se trata de un lujo. La relación es una necesidad.

En efecto, desde el nacimiento hasta la muerte, el ser humano busca compañía:

- El **bebé** busca la presencia de la madre, o de la persona que lo cuida.

- El **niño** se siente a gusto en la compañía de los demás miembros de la familia. Con el crecimiento, se van incorporando a su círculo de relación los amigos y otras personas ajenas a la parentela inmediata.

La pirámide de Maslow

NECESIDADES FISIOLÓGICAS. Son las imprescindibles para la supervivencia: comer, beber, dormir, protegerse del frío y el calor...

NECESIDAD DE SEGURIDAD. Todo ser humano necesita sentirse protegido contra cualquier amenaza vital. Vivir en un país en guerra, por ejemplo, supone no tener cubierta esta necesidad.

NECESIDAD DE AMOR Y PERTENENCIA. Una vez cubiertas las necesidades básicas, ésta es la más importante. Nadie puede realizarse como persona sin ser querido y aceptado por otros seres humanos. La relación con otras personas a un nivel afectivo profundo es la forma habitual de satisfacer esta necesidad. Por ejemplo, la familia, el cónyuge o el amigo. La carencia de amor y pertenencia puede ocasionar importantes desequilibrios mentales.

NECESIDAD DE AUTOESTIMA. Todo ser humano necesita respetarse a sí mismo y tener un concepto adecuado de su propia persona. Una autoestima desequilibrada (por ejemplo, pensar que todo el mundo es superior a mí) da lugar a un bajo rendimiento e incluso al deterioro de la conducta.

NECESIDAD DE AUTORREALIZACIÓN. Según Abraham Maslow una de cada diez personas siente intensamente esta necesidad. La mayoría se centra en torno a las necesidades previas. La autorrealización incluye objetivos más elevados y abstractos (por ejemplo: justicia, perfección, bondad, verdad, individualidad,...) que son a la vez más frágiles, como el vértice de la pirámide.

AMOR – ODIO

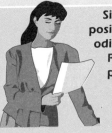

Si hay una emoción indiscutiblemente positiva, ésa es el amor. Mientras que el odio se situaría en el extremo opuesto. Para Hans Selye, el amor puro no es posible. Tan sólo se da el amor por conveniencia, al que él llama "altruismo egoísta". El concepto se ilustra con el caso de Berta y Ana.

1. Ana trabaja con Berta, pero sus relaciones mutuas no son buenas.. Pasan el tiempo juntas por necesidad, aunque ambas se sienten muy incómodas.

2. Ana sufre por estas relaciones, y eso la estresa.

3. Para acabar con el malestar, Ana decide empezar a mostrarse amable y simpática con Berta. Ana lo hace por conveniencia propia: liberarse del estrés.

4. Berta reacciona positivamente a la amabilidad de su "enemiga". De este modo, juntas inician una relación positiva.

5. Según Selye, esta práctica evitaría a la gente la mayor parte del estrés que sufre.

Aunque éste no sea el modelo supremo de amor, es un paso muy positivo hacia la mejora en las relaciones personales. San Pablo ya ofrecía un consejo parecido al escribir:

«Si tu enemigo tiene hambre dale de comer; si tiene sed, dale de beber: así le sacarás los colores a la cara. No te dejes vencer por el mal, vence el mal a fuerza de bien» (Romanos 12: 20, 21, "Nueva Biblia española").

(Ver "El Consejo del Psicólogo": "Viene a por mí", pág. 85.)

- Los **jóvenes** buscan la asociación con compañeros de su edad, y, en última instancia, con otro del sexo opuesto.

- Los **adultos** se reúnen para charlar, jugar, hacer deporte, o celebrar un acontecimiento.

Sociables y solidarios

La mayoría de los trabajos cuenta con la interacción de varias personas. Los grandes proyectos en la ciencia y en la tecnología dependen del esfuerzo común..

Pero, ¿por qué las personas tendemos a asociarnos y sentimos una fuerte necesidad de interacción con otros?

Existen varias razones:

- El ser humano es **sociable por naturaleza.** Por tratarse de un instinto básico, todo ser humano busca impulsivamente la compañía de sus semejantes. Alguien totalmente aislado no puede llegar a realizarse como persona.

- La **convivencia** es la **base de todo aprendizaje.** Del entorno humano asimilamos nuestra cultura: el lenguaje, la lectura, la escritura, los comportamientos cotidianos y las tradiciones, entre otros aspectos fundamentales.

- El ser humano tiende a **asociarse para compararse.** En efecto, uno de los puntos de referencia más útiles para la evaluación propia es la comparación con los demás. Prácticamente todas las cualidades y talentos de cada cual necesitan compararse con los de otros, al objeto de poder determinar su valor relativo.

Solamente a través de la comparación sabremos si alguien es un buen atleta, guitarrista, ingeniero, orador, o buen conductor de automóviles.

- Todos necesitamos del **intercambio.** La vida en comunidad ofrece la posibilidad de obtener una amplia variedad de beneficios en todos los aspectos, lo cual resultaría imposible de alcanzar en solitario. Este intercambio se refiere a los beneficios materiales (servicios, bienes de consumo), pero se extiende también a los beneficios afectivos de las relaciones. Una familia o un grupo de amigos puede ofrecer consejo, solidaridad y comprensión a quien pasa por momentos difíciles.

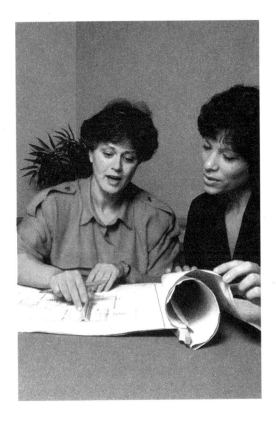

La amistad

Prácticamente todo el mundo puede identificar, sin tener que pensárselo, quién es su mejor amigo o amiga.

Naturalmente, este amigo o amiga, en muchos casos coincide con el cónyuge. Para otros es un hermano, o bien un amigo de la infancia, o un compañero del trabajo.

Lo cierto es que, además de las relaciones sociales generales, las personas nos beneficiamos del amigo o del confidente. Cuando uno carece de esa relación íntima, o le resulta inadecuada, se encuentra más propenso que los demás a sufrir desajustes psicológicos.

En pareja

En esta época de inestabilidad familiar y ruptura matrimonial en la que vivimos, formar una pareja feliz, y perdurable, constituye uno de los grandes retos de la juventud.

La mayoría de los sondeos coincide en colocar las disputas y desacuerdos conyugales entre las primeras causas de estrés.

La conclusión lógica sería aceptar que la convivencia matrimonial es un arte difícil de dominar.

Sin embargo, no tiene por qué ser así inevitablemente. Con una actitud correcta y con deseos de triunfar, la relación de pareja puede ser la forma más segura de conseguir un desarrollo personal equilibrado y realmente feliz.

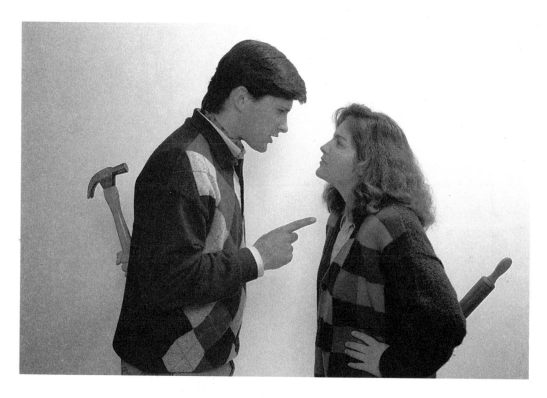

A dúo con menos estrés

Para aquellos que ven en la relación conyugal una causa importante de estrés, quisiéramos recomendar la práctica de los siguientes consejos:

- **Mantengamos una actitud perdonadora.** Todos somos imperfectos. Usted lo es. Y su cónyuge también. A pesar de todo, usted tiene que tomar la iniciativa a la hora de perdonar. A veces tendrá que perdonar ofensas involuntarias. Otras veces intencionales. En cualquier caso el perdón tiene que ser **incondicional.** Se trata de una experiencia difícil para el amor propio del ser humano, pero es una **necesidad previa** al desarrollo de la felicidad conyugal. El creyente que ha experimentado la sensación del perdón divino, se halla en una situación favorable para dar este paso tan importante. Una firme adhesión a los principios expresados en la oración más popular del cristianismo, facilita enormemente la solución de los conflictos interpersonales: «Perdona nuestras ofensas, así como nosotros perdonamos a quienes nos ofenden...»

- **Centrémonos en lo positivo del otro.** No hay duda que usted puede pensar en una larga lista de cualidades positivas que posee su esposo o esposa. ¿Por qué no decírselas? ¿Cuánto tiempo hace que no le escribe una notita manifestándole su amor y reconocimiento? ¿Por qué pensar en eso que tanto me molesta, cuando hay muchas otras cualidades admirables en mi cónyuge?

- **Delimitar los problemas.** Busque la auténtica causa de sus dificultades: el dinero, la sexualidad, los hijos, los parientes, el trabajo, el descanso y la recreación,... Y dentro de cada ámbito general es necesario delimitar las conductas o actitudes concretas que entorpecen la relación. Ésta es una etapa de diagnóstico para dar lugar al paso siguiente:

Para mantener viva la llama del amor y superar positivamente los conflictos conyugales, resulta esencial mejorar la comunicación. Y comunicarse es mucho más que oír y hablar...

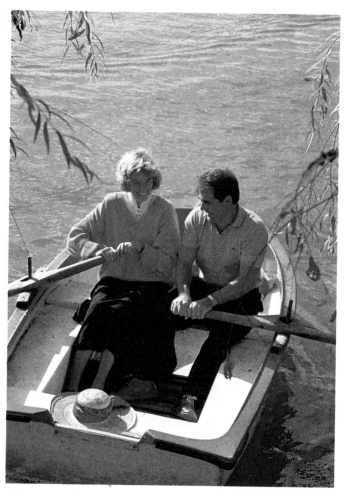

● **Establecer acuerdos.**
Es muy importante que usted y su pareja delimiten de manera concreta los problemas, pero lo más importante es llegar a un **consenso** en lo que se refiere a cómo solucionarlos. Es el momento de establecer compromisos. Cada vez resulta más normal acudir a un psicólogo que tenga experiencia en la resolución de conflictos matrimoniales, con el fin de que oriente en la solución de las tensiones, y de que actúe como árbitro en los acuerdos.

Un marido se quejaba del uso exagerado que su mujer hacía de la tarjeta de crédito. Y por su parte, ella no podía tolerar que él se quitase la ropa usada en el baño y la dejara en el suelo para que ella la recogiese. El terapeuta, por consenso, prescribió que el marido comprase una cesta de mimbre que serviría para la ropa sucia, y que cada vez que se quitara alguna prenda la pusiera en la cesta. En el caso de ella, recibiría una cantidad mensual pactada previamente, para poder gastarla sin rendir cuentas a su marido; pero se comprometía a no utilizar, por el momento, las tarjetas de crédito. De esta manera se solucionó lo

que podía haber sido motivo de crisis conyugal, e incluso de ruptura.

● **Hay que cultivar la vida romántica.**
Si usted hace memoria recordará la creatividad y el ingenio que su pareja tenía cuando eran novios. ¡Cuántas cartas de amor y qué de cosas bonitas se decían! Desafortunadamente, aquello que proporcionaba tanta satisfacción entonces, lo han dejado de practicar.

Para evitar que el matrimonio se convierta en un tormento, y para nutrir la relación, es necesario restaurar la etapa romántica. Prueben a salir de vez en cuando a cenar fuera solos, a organizar una

Para conseguir una
mejor comunicación interpersonal...

- **Deje que termine de hablar** su interlocutor, y no tome usted la palabra mientras él no haya acabado.

- **Piense en lo que va a decir** antes de hablar, especialmente en momentos en los que se encuentre alterado emocionalmente. Ante la duda, no diga nada.

- **No hable regañando.** Está demostrado que las palabras dichas en tono de reprimenda o reproche no surten ningún efecto, aun cuando sean las palabras más sabias.

- **Resalte lo positivo de las situaciones.** Céntrese en lo positivo de su interlocutor (sobre todo si se trata del cónyuge) y dígaselo con sinceridad y sin adulación.

- **Hable despacio.** Si está usted tranquilo/a, hablará despacio, pero si no lo está, haga un esfuerzo para hablar pausadamente. Esto le aportará calma.

- **Diga la verdad,** pero siempre objetivamente y con cariño.

- **Evite el enfrentamiento.** Se puede estar en desacuerdo con alguien sin necesidad de llegar al enfrentamiento verbal.

- **Cuando usted se reconozca culpable, admítalo abiertamente.** Provocará en el otro una reacción altamente positiva.

- **Evite a toda costa el enojo o el hablar a gritos.** Eso quiebra la comunicación de inmediato, y la atención del otro se centra en el enojo y no en el mensaje.

- **Hable a su debido tiempo.** Sólo algunos momentos resultan adecuados para poder abordar ciertas cuestiones.

La conversación es un edificio donde se trabaja en común. Los interlocutores deben situar sus frases pensando en el efecto de conjunto, como los albañiles hacen con sus ladrillos.

ANDRÉ MAUROIS
seudónimo del escritor francés Émile Herzog, 1885–1967

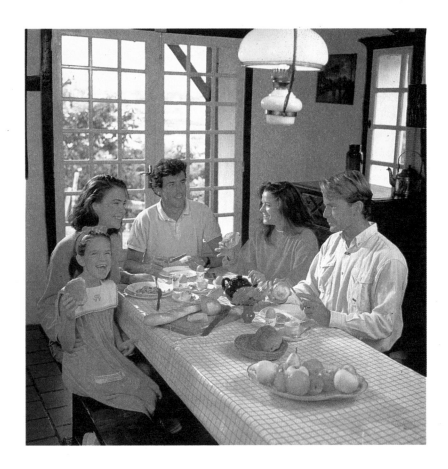

escapada de fin de semana, a celebrar un aniversario de boda de una manera especial, a dirigirse delicadas palabras de amor, o a hacerse pequeños regalos sorpresa.

- **Practicar la comunicación.** En su programa de actividades diarias es preciso que reserve un tiempo diario, no necesariamente largo, pero sí en un ambiente tranquilo, para la comunicación con su cónyuge. Haciéndolo así ambos llegarán a comunicarse a un nivel más profundo.

Tenga especial cautela cuando sea el momento de hablar acerca de problemas delicados o cargados de emotividad. Para estos casos recuerde las directrices que se ofrecen en el cuadro de la página anterior.

- **Fomentar la espiritualidad.** No todos los psicólogos o los consejeros conyugales son creyentes, pero quienes lo son ponen énfasis en la práctica religiosa.

Varios estudios sociológicos han revelado que las parejas en las que uno de los miembros es creyente y el otro no, cuentan con un alto índice de conflictividad conyugal. Mientras que los grados más elevados de satisfacción matrimonial corresponden a las parejas en las que ambos componentes tienen una fe común y la practican.

En familia

La pareja puede ampliarse con la llegada de los hijos o la presencia de otros familiares –como los abuelos–, formando así un conjunto de mayor riqueza y diversidad.

Por ello, los problemas de la dinámica familiar pueden complicarse. Pero, con un mínimo de planificación y esfuerzo, el hogar puede llegar a ser un verdadero refugio afectivo para sus miembros.

De este modo, al cultivar la armonía en nuestra familia, estamos fortaleciendo psicológicamente a cada uno de sus integrantes, con lo cual estamos contribuyendo a una sociedad más equilibrada, más solidaria, más humana en suma.

Ofrecemos a continuación algunos consejos que han demostrado ser útiles para una mejor convivencia familiar:

● **Hagamos del hogar un lugar atractivo.** Más que al aspecto material, nos referimos aquí al hogar como oasis, como refugio.

Para que los miembros de una familia se encuentren a gusto, tienen que sentirse queridos y aceptados. La mayoría de las personas no puede alcanzar protagonismo en su trabajo o en la sociedad general, pero sí en su propio hogar. Niños, adultos y ancianos necesitan este contexto para decir con propiedad:

«En casa, me quieren, me aceptan. No se burlan de mí ni de mis defectos. En casa me siento útil e importante, relajado; gozo de la confianza de los míos. Allí es donde descanso mejor y disfruto más.»

● **Hemos de invertir tiempo y esfuerzos en pro de nuestro hogar.** El éxito familiar no surge por generación espontánea. Por eso, todos los componentes familiares, y especialmente el padre y la madre, necesitan convivir en familia de una manera intensa.

Algunos padres piensan que al jugar, al charlar alegremente, al salir al campo, o practicar deporte con sus hijos, están malgastando el tiempo. Nada más lejos de la realidad. Cada minuto que se pasa en familia es una inversión para el futuro, a corto y a largo plazo.

● **Tenemos que predicar con el ejemplo.** Una experiencia frustrante, que suele provocar un estrés considerable a los padres, es ver a los hijos desviarse de los principios éticos y las normas de conducta inculcados en la familia.

No espere que su hijo sea ordenado si usted no lo es. No confíe en que su hijo no fume si usted lo hace. No es fácil que su hijo sea veraz si le oye a usted decir al teléfono: «Ahora no puedo porque estoy muy ocupado...» Y, en realidad, usted no está haciendo nada. No importa lo que le aconseje, si no es coherente con lo que usted practica, la instrucción pierde toda validez.

● **Comunicación eficiente.** Los expertos en relaciones familiares estiman que, al menos el cincuenta por ciento de los problemas en los hogares, son debidos a una comunicación inadecuada.

Es una lástima que, teniendo buenas intenciones, se lleguen a producir crisis simplemente porque las personas no se entienden (ver el cuadro *"Conviene escuchar... y no sólo oír"*, pág. 82).

● **No establezcamos expectativas demasiado elevadas.** Algunos padres no se sienten satisfechos si sus hijos no son los primeros de la clase, o ganan en todas las competiciones –deportivas, intelectuales o de otra índole– en las que participan. Esta actitud estresa tanto a los padres como a los hijos. Las expectativas tienen que ser realistas; es decir, tales que permitan a cada cual poder alcanzarlas con esfuerzo y tesón; pero nunca tan elevadas que resulten inabordables.

● **Adaptémonos a las necesidades de cada edad.** Los niños cambian más deprisa de lo que los adultos a menudo imaginamos. No podemos tratar a un niño o una niña de diez años de la misma manera que cuando tenía seis. El nivel de razonamiento, la capacidad de comprensión, la madurez general experimentan

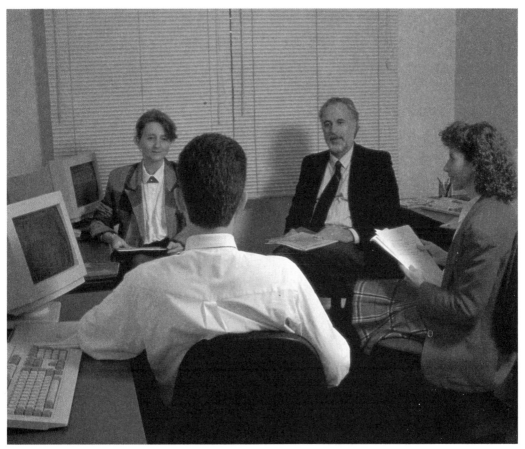

Mucha gente dedica la mayor parte del tiempo a su empresa, y su principal círculo de relación gira en torno al trabajo. De ahí la importancia de conocer los principios que rigen la buena convivencia y la comunicación eficaz en el ámbito laboral.

cambios constantes, que es necesario tener en cuenta.

También los adultos van cambiando con el paso de los años, así como los demás miembros de la familia –cónyuge, padres, suegros– varían en sus necesidades y en su forma de analizar los problemas. La vida familiar de éxito requiere un reajuste constante del que hay que estar apercibido.

- **Conviene compartir nuestra fe en familia.** Al igual que se indicó en la relación de pareja, la práctica religiosa es un factor de éxito en el hogar. La asistencia

conjunta a los servicios de culto, la meditación y la oración, el intercambio de ideas y experiencias, la orientación espiritual de los hijos, son algunas de las prácticas que refuerzan los vínculos de unidad familiar y previenen el estrés.

En el trabajo

El trabajo también es motivo de estrés, en especial por lo que se refiere a las relaciones personales. Dependiendo de la función laboral que cada cual tenga que desempeñar, se le presentarán diferentes problemas. Las situaciones más frecuentes

La comunicación en los
GRUPOS JERÁRQUICOS

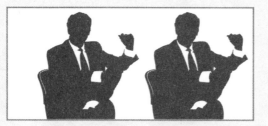

ALTOS CARGOS

«Sabemos muy bien cómo conseguir que nuestros inferiores en la escala jerárquica conozcan nuestros planes y los lleven a cabo.»

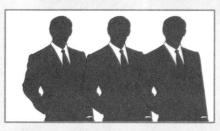

JEFES Y EJECUTIVOS

«Es obvio que transmitimos con eficiencia nuestras decisiones a los subordinados... La empresa funciona gracias a nosotros. En cambio, los superiores, no suelen prestarnos la debida atención.»

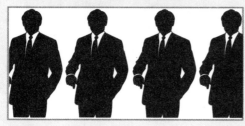

MANDOS INTERMEDIOS

«Conocemos la forma de decirles las cosas, para que las realicen a tiempo... y de buena gana. A los superiores, en cambio, parece que les cuesta entender lo que queremos decirles.»

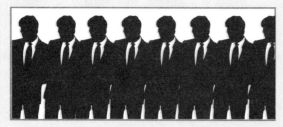

OBREROS Y EMPLEADOS

«A nosotros nos da órdenes todo el mundo, pero no nos escucha nadie.» (Al no tener subordinados no establecen comunicación jerárquica descendente.)

Todos en general pensamos que nuestra forma de comunicarnos es perfectamente válida.

Los dirigentes de máximo nivel de una empresa están convencidos de que pasan toda la información necesaria a los ejecutivos. Éstos, a su vez, se hallan persuadidos de que su manera de comunicarse con los diversos jefes de departamento es buena. Los jefes de departamento creen a conciencia que mantienen bien informado a su personal. Finalmente, los subordinados están más seguros que nadie al decir que la comunicación es un gran problema en la empresa.

de estrés se dan al desempeñar la función de jefe y la de subordinado. Funciones que, por cierto, a menudo tiene que desempeñar en diferentes momentos la misma persona; pues muchos son quienes ocupan puestos en los que son jefes de algunos empleados, pero a la vez subordinados de otro u otros.

- **Si usted es jefe,** tenga en cuenta que su estilo, al ejercer la autoridad, producirá una reacción específica en sus empleados. Por regla general, las personas obedecen con satisfacción cuando ven que el jefe entiende del trabajo y se preocupa sinceramente por el subordinado. También provoca buenas reacciones el jefe que explica y razona el porqué de sus órdenes.

Quizá la forma de actuar que ofrece mejores resultados sea reconocer en los empleados el trabajo bien hecho, felicitándolos sincera y abiertamente por los logros conseguidos. Cuando resulte necesario corregir los errores, hágalo amablemente y con una sonrisa en los labios. Al actuar de esta manera, se desvanece una buena parte de las tensiones y el estrés.

- **Si es usted subordinado,** no piense que la culpa de todo lo que no anda bien la tiene el jefe. Eso crea una disposición desfavorable. Trate, por el contrario, de ver la responsabilidad propia. Cuando su jefe le produzca estrés, intente hablar con él; pero escoja el mejor momento y la actitud correcta. Esto significa que debe afrontar al jefe cuando tanto usted como él/ella estén tranquilos, y acudir con soluciones más que con problemas. Al hablar con él/ella, hágalo de forma natural y convincente. Sus argumentos tendrán mucha más fuerza si usted mantiene la calma, e incluye en su intervención un toque de buen humor.

La comunicación en la empresa

A pesar de ser una tarea difícil, la buena comunicación en el ámbito laboral y profesional no sólo es muy deseable, sino que resulta realmente factible. Se trata de poner en práctica unos cuantos principios clave a la hora de intercambiar información. Con el uso, estos principios que proponemos a continuación, se convertirán en hábito, y con ello habremos mejorado nuestra habilidad para comunicarnos:

- **Expongamos nuestras ideas con claridad.** Con excepción de las comunicaciones cargadas de afectividad, la transmisión verbal de cualquier mensaje tiene que ser clara y lo más directa posible.

Mensaje erróneo: «Creo... Bueno... No estoy seguro todavía... Aunque es probable... Pero a lo mejor necesitamos hacer algún arreglo en la distribución de la oficina.»

Mensaje alternativo: «Lo más probable es que el despacho 3 y el 5 tengan que unirse. Por supuesto, hemos de hablar de esto antes de decidirnos...»

- **Huyamos del empleo de expresiones o palabras inusuales o difíciles.** Si bien el empleo constante de palabras y expresiones técnicas, o poco comunes, puede conferirnos, ante determinados auditorios, una aureola de aparente superioridad, está claro que no cumplen su función comunicativa.

Mensaje erróneo: «La función del equipamiento aplicable a la producción cotidiana se ha visto disminuida por la debilidad del capital amortizador.»

Mensaje alternativo: «El presupuesto que se había previsto para el mantenimiento de la maquinaria se ha quedado corto.»

- **Evitemos las expresiones cargadas de subjetividad.** Cuando se expone una situación es necesario hacerlo de la manera más objetiva posible. Las declaraciones cargadas de opiniones propias distorsionan el verdadero mensaje, aparte de que pueden manipular el criterio de los demás.

Mensaje erróneo: «Vamos a tratar ahora el caso de Ferrer, que ojalá se hubiese marchado ya de aquí, pero que lamentablemente tenemos que seguir aguantándolo...»

Mensaje alternativo: «Vamos a tratar ahora el caso de Ferrer, que es problemático, pero que entre todos tenemos que resolverlo de la manera más positiva posible...»

● **Seamos amables y considerados.** Nuestro mensaje pierde seriedad y credibilidad cuando es burlón o sarcástico. Esto implica utilizar además de las expresiones verbales adecuadas, un tono de voz sincero y apropiado a la situación. También implica llamar a las personas por su nombre, manteniendo el trato y la cortesía debidos, aun cuando no estén de nuestro lado.

● **La correcta utilización de las formas de comunicación no verbal.** Para que el mensaje alcance su propósito, podemos apoyarnos en la comunicación

Conviene escuchar... y no sólo oír

● **Prestemos buena atención al mensaje.** Cuando se nos habla, necesitamos hacer un **esfuerzo sincero para escuchar.** De no ser así, no solamente estamos considerando al interlocutor como alguien que no merece nuestra atención, sino que además estamos **cortando la comunicación.**

● **Intentemos ponernos en el lugar de quien nos está hablando.** Para mantener la atención y comprender a la otra persona es necesario que me imagine que en realidad **soy yo el que está viviendo su situación.**

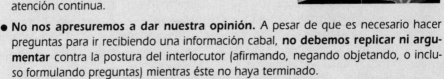

● **Hemos de asegurarnos de que estamos entendiendo lo que nos dice.** Cuando formulamos **preguntas breves y concisas, con fines aclaratorios,** estamos recibiendo el mensaje de la forma más precisa posible. Y además, ofrecemos la garantía de una atención continua.

● **No nos apresuremos a dar nuestra opinión.** A pesar de que es necesario hacer preguntas para ir recibiendo una información cabal, **no debemos replicar ni argumentar** contra la postura del interlocutor (afirmando, negando objetando, o incluso formulando preguntas) mientras éste no haya terminado.

● **Hay que prestar atención a los mensajes no verbales.** Puede ser que nuestro interlocutor no diga ciertas cosas por las razones que sea, pero que las dé a entender por medio de sus **expresiones faciales** o de sus **movimientos corporales.** Con la ayuda de estos datos adicionales estamos recibiendo una impresión más completa y auténtica del verdadero mensaje.

Discusiones constructivas

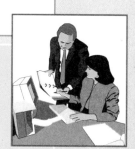

Las relaciones interpersonales son fuente de grata satisfacción y también de estrés.

Los enfrentamientos verbales resultan a veces inevitables. Evite su propio sufrimiento y el de su oponente siguiendo estos ocho principios.

1 Escoja el mejor momento posible

2 No se trata de ganar la batalla, sino de comprender la situación

3 Céntrese en el motivo de la discusión, no en otras cuestiones del pasado

4 Con calma, y positivamente, exponga el problema desde su punto de vista

5 Escuche con atención, y póngase en el lugar de su oponente

6 Enfréntese al problema, no a su oponente

7 Hable en primera persona: "Creo", "Me parece", "Opino que..." **Evite:** "Tú eres", "Tú crees", "Tú quieres..."

8 Cuando termine la discusión no vuelva a la carga. Haga las paces por completo

no verbal. Mostrar un rostro expresivo ayuda a mantener la atención del interlocutor. Es bueno mirar con naturalidad y sin arrogancia a la cara a la gente mientras se habla. Si se trata de un grupo hay que mantener contacto visual con todos y cada uno de los componentes.

El movimiento de manos al hablar puede dar más fuerza, e incluso credibilidad al mensaje, a la vez que proporciona seguridad a quien lo emite; salvo en los casos en que la gesticulación resulta amanerada o afectada.

En suma, el sujeto que está amenazado de estrés por causa de las relaciones interpersonales, ha de reconocer la relativa dificultad de mantener relaciones satisfactorias.

Ahora bien, nunca debe perder de vista la idea de que **todos** los grupos humanos tienen siempre la posibilidad de alcanzar un mayor nivel de satisfacción.

La asertividad y el estrés

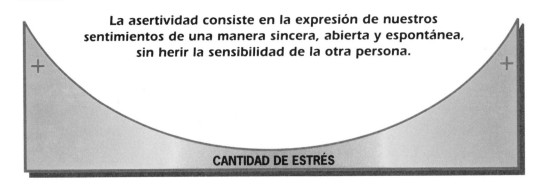

La asertividad consiste en la expresión de nuestros sentimientos de una manera sincera, abierta y espontánea, sin herir la sensibilidad de la otra persona.

CANTIDAD DE ESTRÉS

En el restaurante el camarero lleva a Tomás lo que ha encargado. Todo está en orden. Sin embargo, al tomar el primer sorbo, Tomás se da cuenta de que le han servido agua mineral con gas a pesar de que él la había pedido sin gas.

¿Qué puede hacer?

CONDUCTA NO ASERTIVA	CONDUCTA ASERTIVA	CONDUCTA AGRESIVA
Tomás se indigna porque aborrece el agua con gas, pero **no dice nada.**	Tomás hace una señal directa al camarero y le **dice con calma y naturalidad:**	Tomás se pone en pie y llama **en voz alta al camarero reprendiéndolo:**
El camarero nota que Tomás está muy serio; pero, claro, no entiende por qué.	–Me parece que ha habido un error. Creo que le había pedido agua mineral sin gas. ¿Tendría la amabilidad de cambiármela?	–¡No sé en qué está usted pensando! Yo le he pedido agua sin gas. El agua con gas me pone enfermo.
Durante toda la comida está de mal humor por el error del camarero. Así que se propone a sí mismo no volver a ese restaurante.	El camarero accede gustoso	El camarero le cambia el agua, avergonzado ante los demás comensales
Por la tarde le viene a la mente varias veces el acontecimiento, lo cual le provoca desazón y nerviosismo.	El resto de la comida se desarrolla con la máxima normalidad, de modo que la relación entre el camarero y el comensal resulta satisfactoria para ambos.	Tanto Tomás como el camarero viven el resto de la comida en tensión.
		Más tarde la idea vuelve a la mente de Tomás. Por su parte el camarero sigue algo nervioso y realiza su trabajo peor de lo habitual.

Los extremos no asertivo y agresivo son fuentes indiscutibles de estrés tanto para el sujeto como para quienes lo rodean.

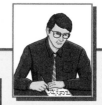

"Viene a por mí"

PREGUNTA: **Soy repartidor de productos farmacéuticos. En la empresa me llevo bien con todos. Sólo tengo un problema que me produce muchos dolores de cabeza: el supervisor. Siempre anda detrás de mí a ver si puede cazarme. Hago las rutas sin perder tiempo, pero cuando regreso me dice mirando al reloj y con sarcasmo: «¿Qué...? ¿El tráfico? Seguro... ¿O es que has ido despacito para evitar accidentes?» Y este tipo de insinuaciones es constante. Estoy por quejarme al director y si no se arreglan las cosas me marcharé. ¿O tengo otra alternativa?**

RESPUESTA: Sin duda su empresa tendrá un procedimiento para canalizar las quejas que lo proteja a usted de los abusos de autoridad de su jefe. Pero, antes de dar ese paso, yo le recomendaría probar otra técnica que puede proporcionarle soluciones más eficaces y duraderas.

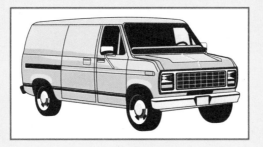

- En primer lugar, **asegúrese que su trabajo está hecho cabalmente**. Puede haber alguna tarea o función que usted no esté realizando bien, y no ser consciente de ello. Es necesario que por su parte no exista ninguna irregularidad. Esto le ofrecerá la certeza de que la culpa no es suya y de que, en lo que a usted respecta, está cumpliendo con su parte.

- En segundo lugar, intente por todos los medios **no reaccionar negativamente** ante las provocaciones de su superior. Escuche lo que tenga que decir y, con toda la calma posible, explíquele su punto de vista. No se trata de una tarea fácil. A pesar de todo, prepárese para estos encuentros evitando las cadenas de pensamientos que acaban en sentimientos de odio y de repulsa hacia el jefe (vea las correspondientes directrices en **"Técnicas cognitivas"**, págs. 135-140).

- Y finalmente, **realice algún acto de amabilidad o simpatía** con su jefe. Invítelo a tomar algo, charle con él, interésese por sus problemas y escuche las insatisfacciones que pueda confiarle.

Alguien pensará que esto no tiene ningún sentido, pero la observación de la conducta humana nos ha llevado a la conclusión que ante los eventos inesperados surgen reacciones sin precedente. Y, atención, el objetivo final de esta actitud, no es el de sobornar al jefe, sino el de ayudarlo a tener una visión más positiva de la realidad.

De hecho, ésta es la actitud que se recomienda en un estilo de vida inspirado en los principios morales y éticos cristianos, como queda reflejado en el cuadro **"Amor-Odio"** de la página 72.

Tenga en cuenta que esta técnica surte buen efecto si se aplica con una buena dosis de humildad.

Y es que una de las tareas más difíciles del ser humano es la de desechar el orgullo. Por tanto, recuerde que es necesario vencer el orgullo, que en mayor o menor grado todos tenemos, si quiere usted disfrutar de paz consigo mismo y con los demás.

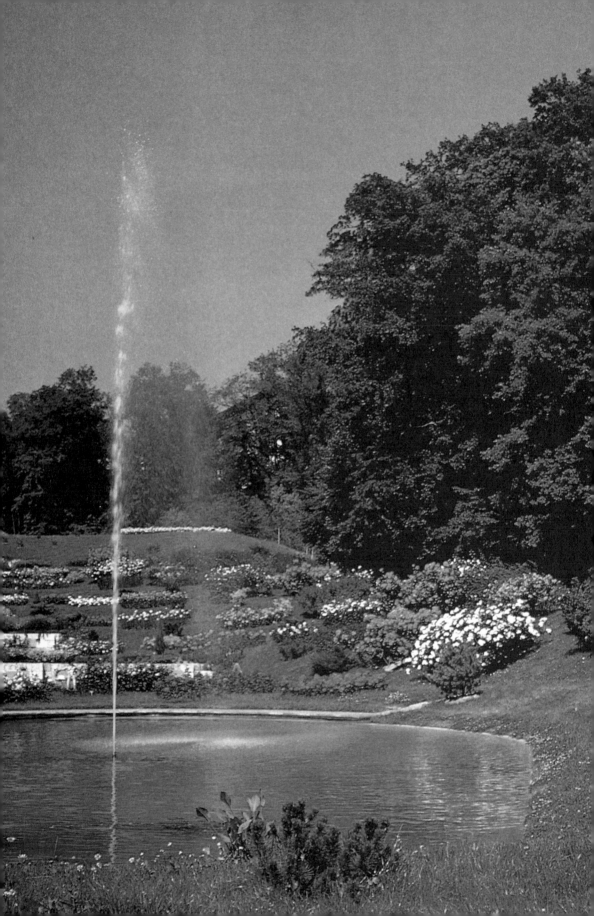

5

El estrés
a lo largo de la vida

DON RAMÓN ya está jubilado. Echando la vista atrás, recuerda tantas y tantas cosas. Algunas fueron tan agradables... Otras más bien negativas. Pero incluso las más adversas ya pertenecen al ayer, por lo que habla de ellas sin rencor, con naturalidad, y hasta con buen humor. Don Ramón pertenece a una generación no exenta de dificultades.

«Recuerdo los días de mi infancia; allá en el pueblo, en casa con mi madre y mis hermanos, los que aún no iban a la escuela. Mi padre trabajaba de sol a sol en el campo. Casi no lo veíamos más que los días de fiesta. Tuvimos que aprender a vivir con escasez. Muchas noches nos teníamos que ir a la cama sin haber probado bocado... porque sencillamente no había nada en la despensa. A pesar de todo, crecimos saludables y fuertes.

En la siembra,
aprende;
en la cosecha,
enseña;
y en invierno,
disfruta.

WILLIAM BLAKE
poeta y pintor inglés
1757-1827

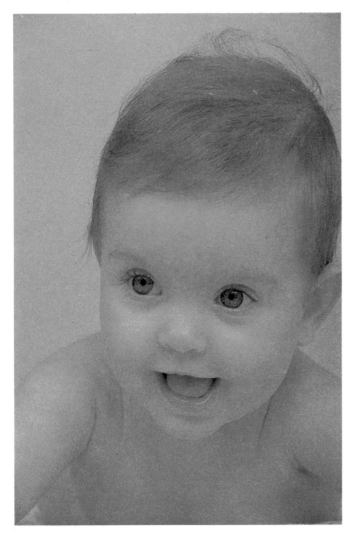

Desde que nacemos el medio nos presiona. Es un error pensar que los niños no se enteran de nada, de modo que en realidad no padecen. Un bebé seguramente puede gozar y sufrir con la misma intensidad que un adulto, aunque sea por motivos enteramente distintos.

»A los siete años empecé a ir al colegio. —continúa relatando don Ramón— Allí había que trabajar con ganas. El maestro no toleraba la menor indisciplina. Si algún alumno no avanzaba, muy pronto se lo decía a sus padres, para que lo pusieran a ayudar en las tareas del campo y dejase de "perder el tiempo" en la escuela.

»A los 12 años, sin ni tan sólo pedirme mi opinión ni darme la más mínima opción a escoger, me pusieron a trabajar en la barbería del pueblo. Cuando yo contaba con 16 años, la agricultura se puso tan mal, que nos mudamos a la ciudad. Allí en-

seguida me puse a trabajar de ayudante en una peluquería. Mi padre tardó más en encontrar algo. Durante un tiempo, tuvimos que depender casi enteramente de mis ingresos. Aquello fue duro, ¡muy duro!

»Por aquel entonces empecé a salir con una muchacha en plan serio, e incluso hicimos planes para casarnos. Desde entonces hasta nuestra boda pasaron ¡diez años! Esa fue otra época de considerable angustia económica.

»Por fin nos casamos y empezamos a formar nuestra familia. Al año de la boda nació nuestra primera hija. Dos años más tarde, nació otra niña y, después de otros dos años, nació el muchacho. Menos mal que no tuvimos más hijos. Siempre recuerdo aquel tiempo con una sonrisa en los labios. Lo pasábamos muy bien con los pequeños, que, gracias a Dios, crecían fuertes y sanos, y tenían un temperamento muy agradable. Hubo un momento en que mi mujer tuvo un problema de salud, por lo que el gobierno de la casa se tambaleó. Después murió mi padre y, a los tres años, mi madre. Aunque es ley de vida, en su día lo encajé bastante mal. No alcanzaron a conocer la época de mayor bienestar en la vida de sus hijos y sus nietos.

»Al hacerse nuestros hijos mayores, vinieron los problemas de los estudios. Dos de ellos llegaron a estudiar en la universidad, y eso prolongaba el tiempo que habíamos de mantenerlos. La peluquería se estabilizó; era una buena fuente de ingresos. Me hacía ilusión que mi hijo continuase con el negocio; pero a él, como a mí a su edad, le gustaban las máquinas y los aparatos, así que estudió para ingeniero industrial, profesión que ejerce en la actualidad.

»Poco después de jubilarme, mi mujer se puso muy mala y le diagnosticaron un cáncer. Pasaron tres años hasta su muerte. Tres años de sufrimiento para ella, a la vez que de intensa angustia y de graves preocupaciones para mí y para nuestros hijos. Cuando me quedé viudo empecé a vivir solo con el apoyo de una de mis hijas, que venía a echarme una mano casi todos los días. Pero entendí que la vida para mí sería mejor en una residencia de la tercera edad. Así que aquí estoy a sabiendas que el día tiene que llegar. Pero, entre tanto, disfruto de mis amigos, de mis hijos y de mis nietos, que vienen a visitarme con mucha frecuencia.»

Don Ramón vivió una época en la que las circunstancias estresantes eran muy distintas de las de ahora. A pesar de todo, para sus coetáneos eran similares.

Y es que existen experiencias generadoras de estrés que suelen sobrevenir a una edad común, aunque varíen de generación en generación. Es lo que se denomina **estrés evolutivo,** porque se presenta en una fase típica del ciclo vital.

En la primera infancia (0-2 años)

Aunque nadie recuerda las experiencias de una época tan temprana, se sabe que los niños de uno y dos años sufren momentos de estrés, que se hallan relacionados especialmente con las necesidades de alimento, de higiene y de afecto.

El niño a esta edad tiene que aprender a confiar en un adulto que lo alimente, lo limpie y lo proteja de un ambiente que, de momento, le resulta hostil.

Un cuidado insatisfactorio trae consigo un grado inevitable de estrés en el niño, e incluso un lastre emocional que puede acompañar al pequeño durante muchos años de su vida.

Existen algunas tareas típicas de esta edad, que, aunque su aprendizaje resulte natural para la mayoría de los niños, no por ello se halla libres de estrés. Durante esta etapa, han de aprender a alimentarse solos, a andar, a coordinar lo que ven y oyen con lo que tocan, a controlar sus deseos de eliminación para hacerlo en el lugar y momento oportunos, a entender y pronunciar sus primeras palabras, así como a relacionarse con otros miembros del entorno.

En la segunda infancia (3-5 años)

De los 3 a los 5 años los niños realizan colosales avances en lo referente al lenguaje y a la coordinación psicomotriz. Tanto es así que, al final de esta etapa, se los considera conocedores del idioma materno hablado. Adquieren autonomía para vestirse, alimentarse, organizarse el tiempo para sus juegos y otras actividades.

También aprenden a esta edad los rudimentos de la moral, llegando a entender que hay cosas que no se deben hacer por ser malas, mientras que otras son aprobadas y deseables. La tensión entre sus deseos y las normas morales y sociales establecidas puede provocar estrés, especialmente en los niños "rebeldes", o en aquellos cuyos padres esperan una conducta y un desarrollo perfectos.

En la tercera infancia (6-12 años)

Son años de relativa tranquilidad psicológica, pero con las tensiones propias de la edad, como son el inicio de la escolaridad y sus correspondientes demandas y presiones escolares. También en este momento de la vida se inician amistades que van más allá de la superficialidad de los preescolares.

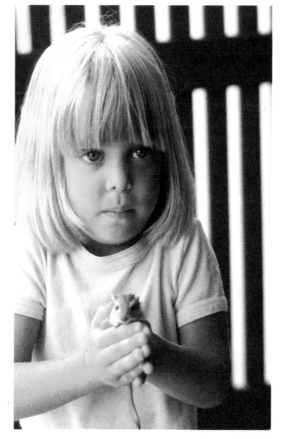

A través de la relación con otros niños y niñas, todos tuvimos que aprender a vivir en un mundo donde se necesita tener en cuenta los deseos y necesidades de otros. De hecho, muchas de las actividades escolares, lúdicas y deportivas se llevan a cabo en equipo.

En medio de estas actividades, el niño experimenta las ventajas y los inconvenientes del trabajo en colaboración.

Para los niños, como para los adultos, la vida de relación también genera estrés.

La autoestima

En el colegio el niño aprende a compararse con los demás compañeros y compañeras. Escucha los comentarios de los profesores y otros adultos. Observa las diversas capacidades propias y de otros en las tareas escolares, sociales, deportivas, etcétera.

A través de los años, se va forjando el concepto de sí mismo. Esto puede resultar un foco importante de estrés.

Cuando el niño se ve a sí mismo inferior a los demás corre el riesgo de aminorar su autoestima. Esta creencia sobre sí mismo puede ser el comienzo de un peligroso círculo vicioso, que consiste en un razonamiento, que se podría formular más o menos así:

«Mis tareas no están tan bien hechas como las de los demás. Debe de ser porque sé menos, soy menos capaz, tengo menos posibilidades...»

A la hora de ejecutar alguna tarea, el niño, entonces, puede llegar a una conclusión que se podría formular así:

«Como ya ha quedado demostrado que estoy menos dotado que los demás, ¿para qué voy a intentarlo? Es inútil.»

Finalmente el mundo adulto entiende que realmente este niño es incapaz, con lo cual se asienta una baja autoestima o un complejo de inferioridad.

En la pubertad y adolescencia (12-18 años)

A partir de los 11-12 años en las muchachas, y 12-13 años en los varones, comienzan a aparecer una serie de cambios fisiológicos de importancia que provocan también una especie de tormenta psicológica en buen número de muchachos y muchachas. Se trata de la pubertad, que marca el comienzo de la adolescencia.

Esta etapa está llena de **cambios** importantes: la menstruación, el desarrollo genital, el desarrollo de las mamas, en las jovencitas; y el desarrollo genital, el cambio de voz, la emisión de semen y otros, en los muchachos.

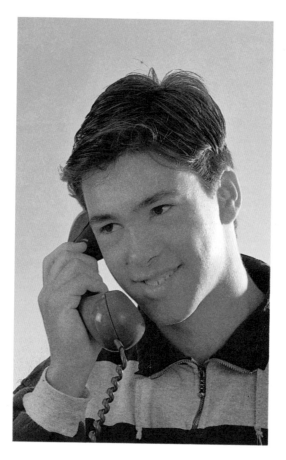

- Estas variaciones, por una parte son **fisiológicas:** caracteres sexuales primarios y secundarios, cambios endocrinológicos, variaciones de la apariencia física,...
- Pero incluyen asimismo otros cambios **psicológicos:** evaluación de los valores familiares, concepto de sí mismo, evolución de la personalidad, experiencias emotivas,...
- Y, por último, experimentan transformaciones **sociales,** por depender en gran parte de las relaciones que el adolescente mantiene con las demás personas.

Todos estos decisivos cambios pueden generar, como era de esperar, un grado de estrés bastante elevado.

También le provocan estrés las múltiples funciones que el adolescente tiene que realizar en esta etapa de su vida, entre las que, a nuestro juicio, cabe destacar las siguientes:

- **Adaptarse a su nueva imagen.** El adolescente experimenta más cambios en dos o tres años que en cualquier otro momento concreto de su desarrollo. Ello implica la necesidad de aprender a aceptar de modo satisfactorio para él mismo la nueva forma de su cuerpo, del vello, de sus órganos sexuales, así como de los demás cambios que observa que se están produciendo. Si se desarrolla antes que los demás, puede experimentar satisfacción, pero también puede sentir vergüenza. En cambio, si se desarrolla tarde, puede caer en la inseguridad de que no se esté haciendo hombre o mujer.

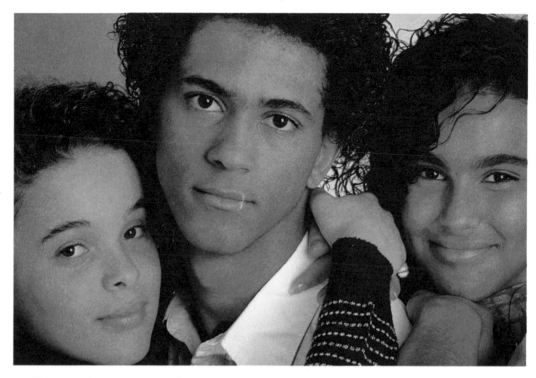

Ese "pasotismo", o inhibición, característico de la generación actual, puede que no sea más que una forma de evadirse de una deshumanizada realidad que los jóvenes no aceptan; pero que tampoco saben ellos cómo cambiar. Así que, para no estresarse en exceso, numerosos jóvenes han optado por esa fácil evasión. Y es que ser joven, aunque pueda parecer lo contrario, en la actualidad no resulta nada fácil.

● **Aprender a utilizar el nuevo potencial intelectual.** La adolescencia es uno de los periodos de mayor desarrollo de las capacidades cognitivas. Este hecho reviste especial trascendencia en el rendimiento escolar. Desafortunadamente, los planes de estudio no se adaptan a todos los individuos. Por eso encontramos alumnos que no parecen capaces de entender ciertos conceptos en matemáticas o filosofía, que, en cambio, serían perfectamente capaces de ello, si dejásemos transcurrir un año o dos más. Simplemente no han alcanzado aún esa madurez intelectual que llega con la edad.

● **Adquirir su propia identidad personal.** Hasta ahora el niño había basado su identidad en su familia, en su colegio y en su grupo. A partir de este momento, necesita integrar todas las experiencias previas con el fin de formar su propia identidad única y personal.

● **Establecer independencia, emocional y psicológica, de los padres.** El adolescente disfruta de la sociedad familiar, no solamente porque recibe servicios prácticos (comida, ropa, alojamiento, dinero), sino también porque la familia le proporciona seguridad emocional y afectiva. A pesar de todo, a esta edad no resulta infrecuente la aparición de importantes desavenencias entre padres e hijos. Solamente cuando las relaciones entre padres e hijos se desenvuelven en un ambiente de respeto y aprecio mutuo, se

Ayudar al adolescente estresado

Detrás de su **aparente rebeldía,** el adolescente necesita a los padres, a veces, desesperadamente. Se encuentra bajo la fuerte presión del grupo. Muchos de los valores que mantiene en estos momentos no son resultado de su propia cosecha, sino de la **presión de sus compañeros.** El adolescente **se siente inseguro** y para contrarrestar ofrece una imagen exagerada de seguridad. Pasa por durísimas épocas en las que el concepto que tiene de sí mismo está por los suelos y **necesita el apoyo emocional** de las personas que más lo quieren para **restablecer su autoestima.**

Sabiendo lo que hay en el interior del adolescente, los padres quizá se muestren en mejor disposición de perder algo de su orgullo paterno para tolerar un poco más ciertos comportamientos "intolerables" del hijo o hija que está intentando ser mayor. A continuación describimos algunas actitudes generales que conviene que los padres adopten para hacer más llevadera la relación con sus hijos adolescentes y al mismo tiempo apoyarlos en tan difícil momento.

- Los padres **necesitan ser amigos de sus hijos.** El adolescente puede no aceptar el consejo de un padre o una madre, pero sí el de un amigo. Y la mejor manera es empezar desde bien pronto. Los resultados más satisfactorios se obtienen en los casos en que la amistad se ha fraguado en la niñez.

- Los padres tienen que recordar que el adolescente, por iniciativa propia, **no suele aproximarse a los adultos,** incluidos sus propios progenitores, con sus problemas, aun cuando lo hiciera en

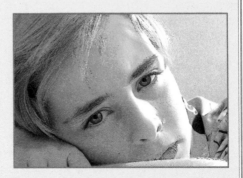

otro tiempo. Por tanto, son **los padres** quienes **tienen que acercase al joven** para poder tener acceso a él y a su mundo.

- Uno de los errores más desastrosos es el de **tratar a los adolescentes como si fueran niños.** Hasta un adulto puede resistir ese trato mejor que un adolescente.

- Los padres deben **ofrecer los correspondientes privilegios acompañados de las responsabilidades propias de la edad.** Las responsabilidades deben ser reales y de confianza total. El adolescente tiene una capacidad de rendimiento superior y los padres tienen que ejercer confianza en esa creciente capacidad.

- Por último, **ejercer control paterno siempre precedido y seguido por el apoyo emocional incondicional**. El adolescente necesita el control porque siente que le da seguridad, e incluso puede llegar a aceptarlo con agrado. Ahora bien, ese control tiene que provenir de unos padres que quieran y estén dispuestos a prestarle ayuda en todo momento, aun cuando no alcancen un nivel óptimo.

puede alcanzar con éxito la necesaria independencia.

- **Desarrollar relaciones satisfactorias con compañeros y compañeras de su edad.** El grupo, en el caso de los adolescentes, es una fuente de aprendizaje de valores, comportamientos y actitudes; y el grupo llega fácilmente a influirles más que la propia familia. Por ello, los adolescentes necesitan formar parte de un colectivo de compañeros y compañeras que resulte equilibrado.

- **Adoptar un sistema de valores.** En los años anteriores, el niño ha recibido directamente de los padres un conjunto de reglas en cuanto a lo que es bueno o malo, o lo que debe hacerse o no hacerse. Es posible que el niño haya aprendido la práctica de la religión en la familia; y con ello haya asumido una serie de creencias y prácticas. Pero el adolescente, ahora analiza y cuestiona todos esos valores éticos y morales.

- **Desarrollar dominio propio y madurez en los comportamientos.** Los adolescentes sufren vaivenes anímicos, que en algunos casos propician comportamientos violentos socialmente inaceptables. Cuando el individuo, o el grupo, va demasiado lejos, éste puede ser el comienzo de la delincuencia juvenil.

Está claro que, ante tanto cambio y tanto reto, el adolescente tiende a sufrir más estrés que en otras etapas de la existencia humana. No es pues de extrañar que, en muchos países, el índice de suicidios entre los adolescentes vaya en aumento.

¿Cuál ha de ser, en consecuencia, la actitud del mundo adulto?

El cuadro de la página precedente ofrece unos principios a tener en cuenta por parte de los mayores –padre o madre, familiar, profesor, amigo, vecino...– que necesiten relacionarse con cualquier adolescente.

En el adulto joven

Esta edad agrupa los años de asentamiento profesional y familiar. En la mayoría de las sociedades va desde el comienzo del trabajo hasta los 35-40 años.

Al principio de esta etapa, se afrontan vivencias que pueden ir acompañadas de estrés: el servicio militar para los varones, la elección de compañero/a y el comienzo de la vida en pareja, los inicios de la carrera profesional, así como la llegada de los hijos con los problemas que comporta su crianza.

Todas estas vivencias pueden resultar altamente gratificantes, pero también son originadoras de estrés.

Un riesgo de esta etapa es el cambio de estilo de vida que se deriva del paso de joven a adulto. Es una época en la que muchos cada vez hacen menos deporte, pero siguen comiendo abundantemente; así que ganan peso. Es por tanto fundamental tener bien en cuenta esta generalizada tendencia.

A pesar de todo, la gran ventaja del adulto joven es que cuenta con grandes recursos para triunfar ante las dificultades de la etapa. La fuerza física y la capacidad intelectual resultan por lo general adecuadas; así que el sujeto se halla capacitado para hacer frente a las situaciones de estrés con fortaleza. Si en esta edad se abusa de dichas posibilidades, pueden estarse forjando niveles intolerables de estrés para el futuro.

En el adulto medio

Esta etapa cubre la edad en la que se alcanzan los mayores logros profesionales. Por eso, entre los 40 y los 65 años se sitúa una de las franjas más peligrosas del estrés. Es la edad de los infartos de miocardio, de los ataques cerebrales, así como de otras afecciones que guardan relación con el estrés.

Las causas de estrés del adulto medio están relacionadas principalmente con:

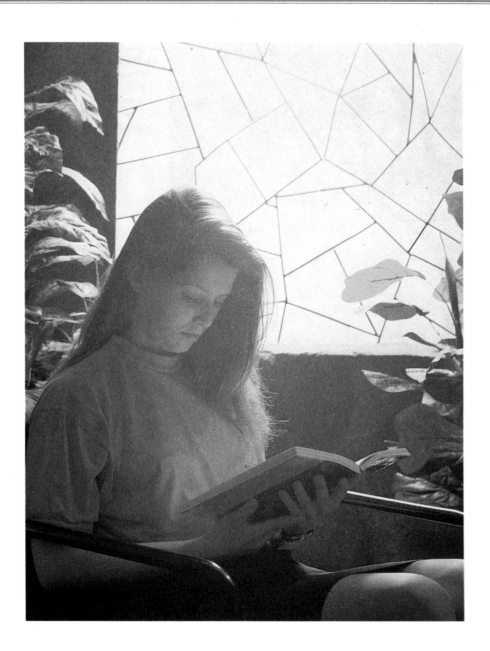

Como no existe forma humana de evitar todas las situaciones estresantes, ni resultaría conveniente, todos tenemos que disponer periódica y regularmente, de oasis de paz y tranquilidad, con el fin de conservar el equilibrio físico y mental.

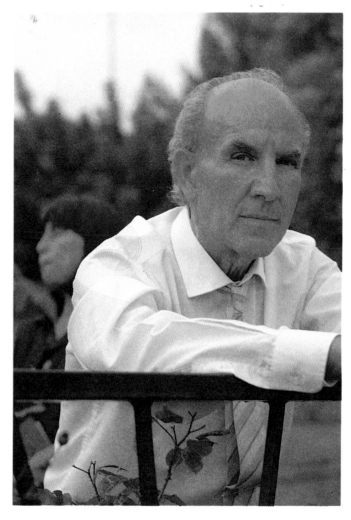

La falta de actividad puede llegar a ser peor que el exceso. Además la posible sensación de inutilidad del jubilado, unida a un lógico temor al final de la vida, que se siente más próximo, puede resultar tremendamente estresante.

- el **trabajo:** consecución de mayores responsabilidades, temor a perder el empleo y no poder encontrar otro...;

- la **familia:** los hijos adolescentes o jóvenes con problemas importantes todavía dependientes de los padres, crisis conyugales...; y

- la **salud:** el alcohol, el tabaco, los malos hábitos alimentarios, la escasa práctica del ejercicio físico, el exceso de trabajo y de estrés empiezan a pasar factura, durante estos años.

También ésta es la edad en la que los hombres experimentan el climaterio y las mujeres la menopausia. En algunos sujetos, estas experiencias son sinónimo de un estrés acentuado que proviene de cambios hormonales que claramente afectan a la conducta.

En la tercera edad

Al llegar a la jubilación, se inicia una nueva etapa que también encierra su correspondiente peligro de estrés.

Aunque parezca una contradicción, el estrés para muchos puede venir como consecuencia de la **falta de actividad**. El cambio brusco de un trabajo a pleno tiempo a una vida de ocio permanente, no pa-

Salud, dinero y amor

El industrial y filántropo norteamericano **John D. Rockefeller** (1839-1937) fue un hombre de origen modesto que llegó a acumular una tremenda fortuna. Su empresa petrolera, la Standard Oil, se expandió de tal manera que absorbió a todos sus competidores y el grupo llegó a ser el mayor monopolio conocido.

Sin embargo, su ambiciosa carrera le pasó la factura a la edad de 53 años. Aquejado de varias enfermedades digestivas y sufriendo de múltiples síntomas perdió el pelo, adelgazó, y se le hundieron los hombros. Con la espalda encorvada llegó a tener la apariencia de un anciano decrépito que apenas podía mantenerse en pie.

El estrés casi lo había matado.

Rockefeller era el hombre más rico del mundo, pero con sus inmensos recursos **no podía comprar la salud.** Sin embargo, sobrevivió la crisis y vivió gozando de salud hasta los 98 años de edad.

¿Cuál fue el secreto de su recuperación y larga vida?

El remedio no estaba basado en un tratamiento médico de elevado precio. Sus médicos sólo le recetaron tres consejos:

1. **Evite las preocupaciones** en todas las circunstancias

2. **Descanse lo suficiente y haga mucho ejercicio** moderado al aire libre

3. **Cuide de su régimen alimentario.** Deje de comer antes de estar completamente satisfecho.

A partir de entonces, su función de benefactor y filántropo fue incrementándose. Recuperó su **salud**, aprendió a "invertir" mejor su **dinero** practicando el verdadero **amor** a sí mismo y al prójimo.

Y en 1897, ya no se dedicaba al petróleo, sino a repartir sus bienes.

En el momento de su muerte había donado 500 millones de dólares, dejando tras de sí centros de investigación, universidades y fundaciones que hoy llevan su nombre, y que siguen impartiendo cultura, ciencia y bienestar.

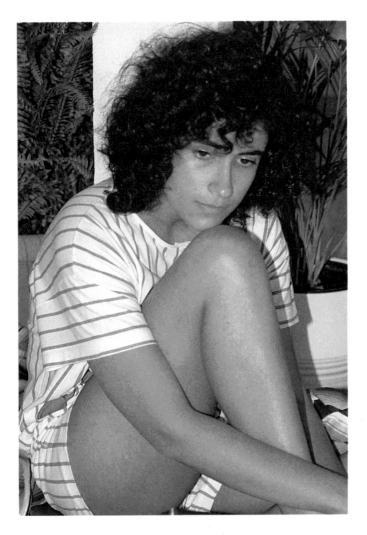

común es ver al esposo fallecer en primer lugar, dejando sola a la viuda. En cualquier caso, el sobreviviente ha de afrontar la **pérdida del ser querido** y sufrir del estrés correspondiente a la adaptación a una vida sin el cónyuge con el que, por lo general, se ha convivido durante décadas.

Finalmente, una de las tareas más solemnes de la tercera edad es **afrontar la muerte** propia con confianza. Y ahí la fe en una vida mejor, puede, evidentemente, constituir el mejor apoyo.

Acercarse a la muerte sin ninguna esperanza puede convertir en miserables los últimos años de la existencia. En cambio, contemplar la muerte como el final de una etapa, que puede ser continuada por medio de la salvación divina, mejora radicalmente la perspectiva del ser humano, que le hace vivir con satisfacción y dignidad el resto de sus días.

rece ser de fácil asimilación para algunos, que llegan a experimentar depresiones por la pérdida de la vida laboral.

Otro de los ámbitos de tensión de la tercera edad es la **reducción de ingresos**. Excepto en contadas ocasiones, el salario de los últimos años de trabajo es muy diferente de la pensión por jubilación, lo cual impone una restricción en el consumo. En algunas personas esta sensación de degradación económica puede traer frustración y estrés.

En la relación conyugal, ésta es la edad en la que se sobrevive al cónyuge. Lo más

El estrés femenino

Parece demostrado que la mujer, por su propia naturaleza, está dotada de modo innato con una mayor capacidad de afrontar el estrés, pues el organismo femenino es más resistente, tanto en el plano físico como en el psicológico.

Ahora bien, esta capacidad tiene un límite, que se pone de manifiesto cuando consideramos diversas fuentes de estrés que afectan de modo especial al sexo femenino.

La naturaleza ha dotado a la mujer de una mayor resistencia que la del varón. Esto se debe a que, tanto el organismo femenino, como su psiquismo, así como su vida de relación, tienen que pasar por avatares estresantes de gran intensidad: menstruación, embarazo, parto, crianza de los hijos...

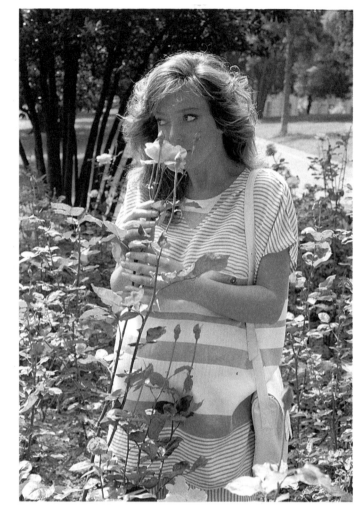

En la adolescente

La adolescencia es un periodo crítico para muchachos y muchachas, pero ellas suelen padecer problemas que los muchachos no experimentan y que generan estrés:

- Una niña se ve muy **presionada** a ser **guapa y tener la figura de moda**

- La **menstruación:** Su retraso o el simple hecho de su aparición, en muchos casos provoca fuertes tensiones internas, que pueden ser debidas a condicionantes educativos o culturarles.

- El **temor al embarazo** en las parejas de adolescentes es casi exclusivamente femenino, lo cual constituye una causa importante de estrés, de modo especial en el caso de las muchachas que llevan una vida sexual activa.

- En lo referente a la **depresión,** varios estudios muestran que la probabilidad de

que la padezcan las muchachas es aproximadamente el doble que para los varones de la misma edad y condición.

La maternidad

Cualquier **embarazo** es ya de por sí estresante, pero cuando no es deseado mucho más.

El **parto** es una situación traumática cargada de tensión, y por tanto estresante. Por el propio alumbramiento y el cambio tan enorme que conlleva la llegada de un hijo determina que aproximadamente un

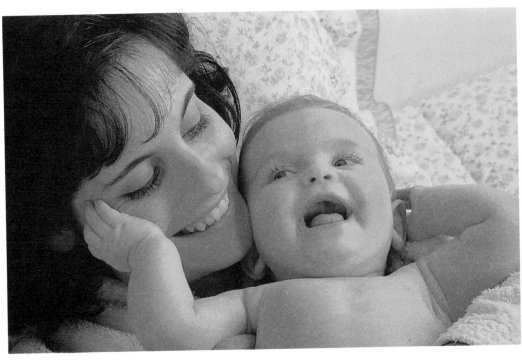

Difícilmente podemos imaginar algo más gratificante que la maternidad y la crianza de los hijos... y más estresante. Así que, sabiéndolo, toda futura madre, y todo futuro padre, deberían prepararse debidamente para asumir tan delicada responsabilidad.

20% de las madres primerizas padezcan la llamada **depresión postparto,** que normalmente desaparece al cabo de pocas semanas.

Aunque por fortuna son cada vez más los padres que colaboran directamente en la **crianza de los hijos,** lo cierto es que en la mayoría de los hogares el cuidado del bebé y del niño recae fundamentalmente sobre la madre.

Durante las primeras fases de su desarrollo, los niños dan mucho trabajo físico: bañarlos, cambiarlos, alimentarlos, consolarlos, transportarlos de un sitio a otro,... También producen ansiedad: enfermedades, llantos y alteraciones en los hábitos así como en las conductas.

La madre suele asumir el papel de máximo protagonista en todas estas tareas, a menudo simultaneándolas de un empleo remunerado.

Precisamente, en estos casos en que la mujer trabaja fuera de casa, se ha observado un sentimiento general de culpabilidad por "abandonar" a sus hijos en la guardería (jardín de infancia) o en las manos de otra persona que los cuide. Este sentir es una carga más sobre la situación de estrés de la mujer.

Y durante la adolescencia y aun la juventud, los hijos suelen provocar mayor preocupación, y estrés, a las madres que a los padres.

Y cuando no llegan los hijos... Pues también la mujer suele estresarse más, ya que para ella, en muchos casos, todavía la maternidad es la forma de máxima realización personal.

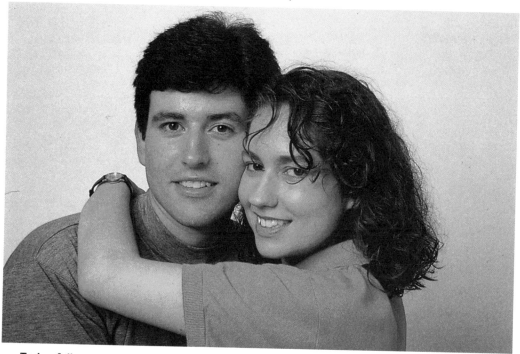

Todos fallamos, y provocamos tensiones, estresando incluso a quienes más apreciamos. Pero como esos fallos son mutuos, la tolerancia y el perdón pueden hacer que resulten en estímulos positivos; para lo cual todos hemos de ejercitar nuestra generosidad.

En la fase de la vida en que ya no se pueden tener hijos, es decir, la **menopausia,** para las mujeres también es un momento de cambio profundo, generador, por tanto, de estrés.

A causa de la esterilidad

El testimonio de las mujeres que no pueden llevar a cabo la maternidad, pone en evidencia un estrés considerable.

No está claro si este deseo de ser madres es predominantemente de tipo biológico o social. Sin duda, ambos componentes ejercen su influencia. Lo que sí queda claro es que, en la mayoría de los casos, el estrés que las mujeres experimentan por su infertilidad es más profundo que el que los hombres sufren por la suya.

A muchas mujeres les cuesta un enorme esfuerzo acudir al médico en busca de remedio. Una vez decidido éste, la tensión y la ansiedad aumentan cuando las parejas se someten a tratamiento. Estas emociones llegan a altísimos niveles cuando, después de muchas pruebas que han traído esperanza, los resultados siguen siendo vanos.

En las relaciones conyugales

Si pensamos, por ejemplo, en la **violencia** en las parejas, prácticamente siempre es la mujer la que sufre maltrato físico por parte de su marido, y no a la inversa.

Si se trata del **divorcio**, la mujer suele quedar en la posición más precaria económicamente, con un empleo menos remunerado, con la custodia de los hijos, e incluso con un ex-marido que se niega a pagar la pensión alimentaria.

En las **tareas domésticas**, aun cuando ambos cónyuges trabajen fuera de la casa,

Circunstancias estresantes

NACIMIENTO ETAPA NEONATAL	PRIMERA INFANCIA hasta los 2 años	SEGUNDA INFANCIA: PREESCOLAR 2-6 años	TERCERA INFANCIA: EDAD ESCOLAR 6-12 años
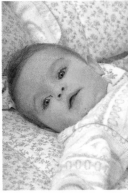	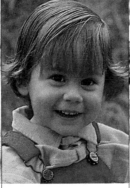	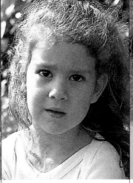	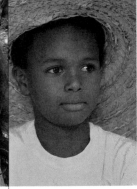
• Paso de la vida intrauterina al mundo exterior • Vulnerabilidad • Limitación sensorial • Total dependencia del mundo adulto	• Dependencia • Aprendizaje constante: rudimentos lingüísticos, relaciones con la madre, el padre y demás familiares • Manifestaciones emotivas	• Adquisición completa del lenguaje • Establecimiento de relaciones estables con los hermanos y con otros niños • Autonomía: vestirse, asearse, control de esfínteres • Aprendizaje de las normas de conducta • Miedos evolutivos • Psiquismo frágil	• Problemas de aprendizaje escolar • Afirmación de la autoestima • Presión del grupo • Posibilidad de desequilibrios emocionales: ansiedad, fobias, depresión • Riesgo de padecer abusos sexuales

a lo largo de nuestra vida

PUBERTAD ADOLESCENCIA 12-18 años	JUVENTUD 18-40 años	EDAD ADULTA 40-65 años	TERCERA EDAD a partir de la jubilación

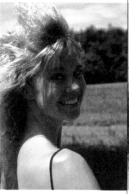 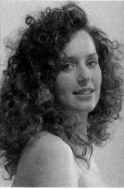 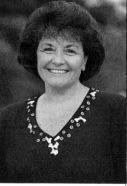 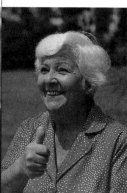

PUBERTAD ADOLESCENCIA 12-18 años

- Problemas de estudios y de elección profesional
- Profundos cambios personales
- Independización y adquisición de identidad propia
- Mayores responsabilidades
- Conflictos con padres y maestros
- Presión del grupo
- Contactos con las drogas legales e ilegales
- Fuerte surgimiento de la sexualidad
- Tendencia a la depresión e incluso al suicidio

JUVENTUD 18-40 años

- Inicio de la vida laboral
- Realización de estudios superiores
- Relaciones intersexuales íntimas: noviazgo, casamiento, divorcio...
- Planificación familiar
- Llegada de los hijos
- Problemas con los hijos: infantiles, escolares
- Progreso profesional
- Desempleo

EDAD ADULTA 40-65 años

- Culminación de la vida profesional
- Problemas con los hijos adolescentes
- Problemas de salud
- Desempleo
- Padres ancianos

TERCERA EDAD a partir de la jubilación

- Problemas de salud
- Pérdida de capacidad
- Falta de actividad
- Pérdida del cónyuge
- Soledad
- Problemas económicos: disminución de ingresos
- Enfrentamiento con el final de la vida

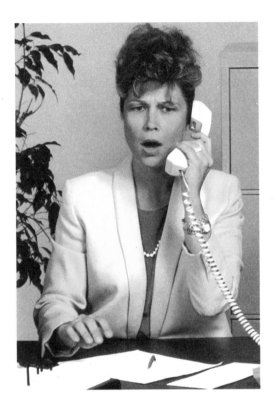

Un problema, que no es exclusivamente laboral, pero que se da con mayor frecuencia en las empresas, es el **acoso sexual.** La mujer que sufre acoso sexual en el trabajo se ve intensamente sometida al estrés; ya que, por un lado, no quiere ceder a los requerimientos eróticos del jefe, o incluso de algún compañero, y, por otro, desea mantener el empleo, que le proporciona unos ingresos a menudo imprescindibles.

Aun aquellas mujeres que han podido superar con éxito las discriminaciones por razón de sexo y el acoso, continúan sufriendo el peso de los **estereotipos sexuales.** Se espera que una profesional sea sumisa, callada, dulce, siempre contenta y conforme con las situaciones. Verla enfadada, seria, o hablando en un tono agresivo, parecería no corresponder al carácter del sexo femenino. Mientras que esas mismas conductas en el profesional masculino no llaman la atención de nadie, e incluso confieren al varón una imagen de seguridad y autoridad.

las más duras recaen tradicionalmente sobre la mujer.

También la sociedad impone en cualquier pareja superiores demandas de buena **apariencia física** sobre ella que sobre él. Se espera que la mujer se mantenga siempre joven, y cuando las arrugas y las canas aparecen, se dice que se está haciendo "vieja". Mientras que en el caso de los hombres se los califica de más "interesantes" y "experimentados".

En la vida laboral

La discriminación laboral por causa del sexo, ha disminuido de forma notable, pero todavía es muy fuerte, y eso determina que la mujer tenga que gastar energía extra en superarla.

Una mujer siempre tiene que demostrar que es mejor que los hombres, si quiere realmente triunfar en su profesión.

Mujeres al borde... del estrés

Aunque no sea más que después de un somero análisis de la condición femenina actual, no debiera pues sorprendernos que las mujeres de esta generación estén experimentando un aumento extraordinario de estrés.

Es cierto que en los últimos años los derechos de la mujer se han ido reconociendo, y en la actualidad las leyes reflejan un espíritu antidiscriminatorio. Ahora bien, la mentalidad no se cambia por decreto-ley.

Nos toca a todos los miembros de la sociedad, tanto varones como mujeres, comprender las situaciones en las que la comunidad femenina se encuentra en desventaja, con el fin de favorecer un cambio real basado en el apoyo mutuo entre ambos sexos. Las actitudes y conductas en este sentido traerían alivio al estrés, no sólo del colectivo femenino, sino también, por añadidura, del masculino.

"Trabajo fuera de casa..."

PREGUNTA: Como los niños ahora permanecen en la escuela durante muchas horas, he comenzado a trabajar fuera de casa. El propio empleo y encima el trabajo doméstico me están produciendo mucho estrés; además mi marido no está acostumbrado a ayudar en las labores domésticas y en el cuidado de los hijos... ¿Tendré que abandonar el empleo? ¿Hay otras soluciones?

RESPUESTA: Es natural que usted se encuentre bajo una fuerte tensión al haber añadido a su actividad habitual unas 40 o 50 horas semanales de trabajo, contando el tiempo de los desplazamientos. Además, todo nuevo empleo, por fácil que sea, lleva consigo un proceso de adaptación y el consiguiente estrés.

A mi juicio, no es necesario que usted abandone su empleo, ya que éste puede proporcionarle una saludable y motivadora experiencia para su equilibrio físico y psíquico, aparte de los ingresos adicionales.

Ahora bien, es preciso que consiga ayuda para las tareas domésticas. Lo mejor sería que implicara a los miembros de su familia. Si les pide ayuda de una manera franca y amable, sin duda participarán, y esto proporcionará a la familia un ambiente de solidaridad y de comprensión mutua.

Tenga en cuenta algunas ideas a la hora de pedir ayuda a su marido y a sus hijos:

- **No espere a encontrarse agobiada por el trabajo,** nerviosa y sin control, para entonces chillarles a todos por no colaborar en el mantenimiento del orden y la limpieza de la casa.

- **Busque una ocasión adecuada para hablar con toda su familia.** Quizá en un momento del fin de semana. Hable primero con su marido mostrándole su preocupación, su sentimiento y su necesidad de apoyo. Después, en familia, dialoguen sobre el asunto.

- **Solicite un compromiso claro de cada uno** para responsabilizarse de ciertas labores. Pregúnteles qué estarían dispuestos a hacer. Hay maridos que no se ven capacitados para la cocina, pero que bien podrían ayudar a quitar el polvo o fregar el suelo.

- **Los niños, desde bien pequeños, pueden participar en las tareas domésticas,** sobre todo en lo que toca a sus pertenencias: su habitación, sus juguetes, sus armarios,... Y si se hallan ya en edad escolar, pueden asumir responsabilidades de relativa importancia. Recuerde que al involucrarlos a ellos no solamente aligeran la carga de su madre, sino también aprenden tareas que promueven el dominio propio, la autodisciplina, y la prevención de posible estrés en el futuro.

- **Haga el debido seguimiento de los acuerdos tomados en consenso.** Estos planes suelen iniciarse con mucho ímpetu, pero tienden a olvidarse y al final, la carga recae de nuevo sobre la persona inicial. Para conseguir esto, tiene que agradecerles de vez en cuando la labor de apoyo que están haciendo, avisarlos amablemente cuando no cumplan con su parte. Y cuando hacen algo muy bien, no olvide de felicitarlos y mostrarles su agrado. Esto es fundamental en las primeras etapas cuando todavía no existe el hábito. Con tiempo y paciencia, estas funciones llegarán a ser parte de la rutina diaria y al final se realizarán casi automáticamente.

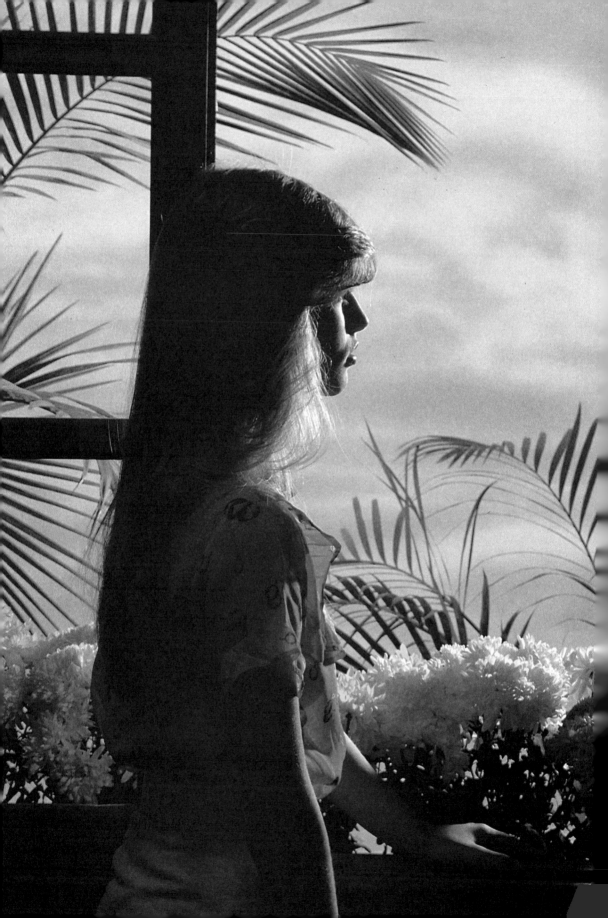

6

Cómo prevenir el estrés

TODO es cuestión de empezar. Al principio cuesta mucho esfuerzo y te duele todo el cuerpo, pero, después de unos días, te llega a gustar. Estoy contentísima de haber empezado a hacer *footing,* he perdido peso, estoy de buen humor, me encuentro satisfecha conmigo misma... Y lo mejor de todo es que ese cansancio acumulado por el trabajo y por el cuidado de los niños ha cedido muchísimo, simplemente porque estoy haciendo ejercicio.»

Es el testimonio de Marisa, de 41 años, madre de dos hijos en edad escolar, que trabaja de contable en una empresa de artes gráficas.

Como tantos hombres y mujeres en la actualidad, Marisa realiza un trabajo sedentario, y las tareas de la casa, en las que su marido colabora con ella de forma habitual, no resultan suficientes para compensar la escasa ejercitación de sus músculos.

El descanso es lo que da buen sabor al trabajo.

PLUTARCO
biógrafo e historiador
grecorromano
46-119 d.C.

Ya le habían hablado de los beneficios del ejercicio físico para la salud y el estrés, pero, la verdad, es que sentía mucha pereza, aunque se repetía a sí misma:

«Tengo que hacer algún deporte... Voy a salir a correr.»

Y así estuvo varios años. Pero, cuando por fin saltó del sillón y salió a correr cuatro o cinco kilómetros cada día, su vida empezó a mejorar en muchos sentidos.

Ahora, ya disfruta de los beneficios de estar en forma. No sólo se encuentra en un estado físico ideal para su edad, sino que ahora se ha vuelto mucho más disciplinada en otras cosas.

Por ejemplo, ha aprendido a controlarse en sus hábitos alimentarios, se enfada mucho menos con su marido y sus hijos, se lleva mejor con todo el mundo; y además ahora está de buen humor casi siempre.

Plan de ejercicio físico antiestrés

- **Reserve un periodo fijo de tiempo** todos los días (antes o después del trabajo). Considere ese tiempo "sagrado" y no disponible para tareas sedentarias.

- **Escoja una actividad que sea de su agrado** y acorde con sus facultades: atletismo, tenis, bicicleta, natación, golf, o simplemente paseo.

- **Busque compañeros.** El ejercicio en solitario tiende a abandonarse.

- **Entusiásmese.** Piense en lo divertido que resulta, y en cuántos beneficios físicos y psicológicos va a obtener.

- **Comience con moderación** y vaya aumentado la calidad e intensidad progresivamente.

- **Mantenga un registro** de sus marcas personales, con el fin de observar sus progresos, pero sin llegar a obsesionarse.

A los pocos días observará los resultados antiestrés.

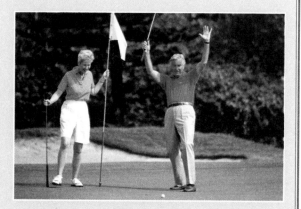

PRECAUCIONES

- Si padece alguna **enfermedad** o es **mayor de 40 años** y **no ha practicado ejercicio** con regularidad, consulte a su médico.

- Controle el funcionamiento de su **corazón** (ver tabla pág. 163).

- Evite pasar bruscamente del **ejercicio intenso al descanso** total y viceversa.

- Use **calzado y ropa** apropiados a la actividad y al clima.

- No practique deportes intensos inmediatamente antes o después de las **comidas**.

Beneficios del ejercicio físico

El ejercicio físico moderado y regular proporciona una larga lista de beneficios opuestos a la acción del estrés

BENEFICIOS ORGÁNICOS

- Aumenta la eficacia del **corazón**
- Dilata los vasos sanguíneos y mejora la **circulación** sanguínea
- Reduce el nivel de **colesterol**
- Favorece la producción de **endorfinas,** con el consiguiente estado de bienestar general
- Relaja los **músculos**
- Mantiene la **flexibilidad** en las articulaciones
- Quema el exceso de energía acumulada contribuyendo así a **mantener el peso ideal**
- Favorece la **oxigenación** de todas las células del organismo
- Ayuda a controlar la **hipertensión** (tensión alta)

- Facilita el **descanso**
- Normaliza la **transpiración** y favorece la **eliminación de toxinas**

BENEFICIOS PSICOLÓGICOS

- Al mejorar la irrigación del cerebro, **aumenta la capacidad y agilidad mental**
- **Autoestima** adecuada
- **Mejora el estado de ánimo** positivo

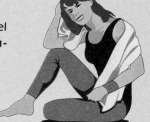

- Favorece el **buen humor**

Hay hábitos muy sencillos que dan solución a importantes problemas de salud física y mental. Sobre todo si estos hábitos se practican a tiempo y de manera regular. En el presente capítulo vamos a examinar algunos, tales como el ejercicio físico y el descanso, los hábitos de alimentación, el contacto con la naturaleza, y otros.

Esperamos que el lector no solamente asienta a las sugerencias que ofrecemos, sino que también se lance a practicarlas, y empiece a cosechar resultados, de modo que haga de ellas hábitos que resulten difíciles de romper.

Ejercicio y reposo

La mayoría de las personas que padece estrés, ni hacen ejercicio ni son capaces de descansar, con lo cual han entrado en un círculo vicioso de difícil salida.

El ejercicio físico es la forma más eficaz de romper ese círculo. El reposo recuperador viene de forma automática cuando se realiza ejercicio con regularidad.

¿Por qué es bueno el ejercicio físico para el estrés?

Exponemos algunas razones en el cuadro superior.

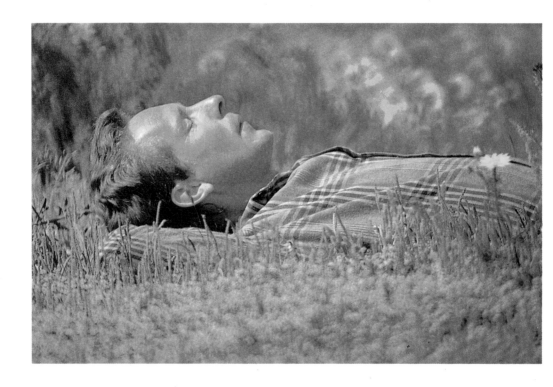

Para saber si su vida cotidiana es excesivamente sedentaria, en la sección de "Tests de autoevaluación" ofrecemos uno que le permitirá responder a la pregunta: *"¿Es sedentario mi estilo de vida?"* (pág. 162).

Con el fin de aprovecharnos de los múltiples beneficios contra el estrés proporcionados por el ejercicio físico, hemos de tener en cuenta los siguientes principios:

- **Regularidad.** El ejercicio físico tiene que ser regular. No pueden acumularse "reservas" de ejercicio por haberlo practicado intensamente un solo día. Se recomienda, pues, que se practique diariamente o al menos cuatro o cinco días por semana.

- **Intensidad.** El ejercicio físico tiene que fatigar, al menos si se quieren alcanzar los efectos cardiovasculares adecuados. Esta fatiga, sin embargo, no debe ir más allá de la capacidad personal para cada

edad (consultar tabla *"Pulsaciones por minuto (ppm) en pleno ejercicio"*, pág. 163).

- **Duración.** La duración del ejercicio físico no debiera ser inferior a 20 minutos al día. No resulta perjudicial hacer menos, pero los resultados no serán demasiado significativos.

- **Tipo de ejercicio.** El mejor tipo de ejercicio es el que requiere el uso de todos los grandes músculos de forma rítmica y constante. Actividades ideales, al alcance de todos, son la carrera, la natación, el ciclismo o el paseo a marcha rápida.

El descanso

El **descanso cotidiano** también tiene que ser de calidad, con el fin de poder recuperarse del desgaste físico y psíquico. El ejercicio físico guarda una relación muy estrecha con el descanso.

El descanso resulta imprescindible para conseguir la recuperación física y mental, sin olvidar que los seres humanos también necesitamos una renovación de fuerza anímica y espiritual.

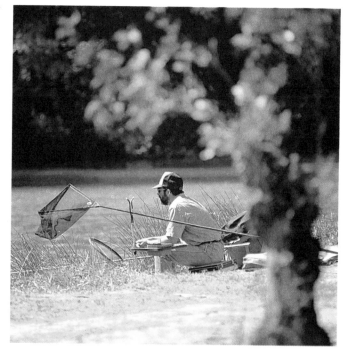

La persona que realiza ejercicio físico habitual cuenta con mayores ventajas a la hora de reposar. Por una parte, el corazón de los que practican actividades físicas bombea más lentamente durante el reposo, regenerándose mejor. Por otra, se concilia el sueño mucho más fácilmente cuando se practica ejercicio físico con regularidad. Finalmente, el sueño de quienes practican ejercicio regular es más profundo, con lo que necesitan, en realidad, menos horas para restaurar el estado físico óptimo.

El **descanso semanal** también es de suma importancia para prevenir el estrés. Hay algunas personas que aprovechan el sábado y el domingo para continuar y ampliar la misma labor que han estado realizando durante la semana laboral. Esto representa un gran peligro, que puede acabar en un estrés acentuado.

El descanso semanal va inherente al ser humano. Su origen se sitúa más allá de las agrupaciones sindicales que forzaron a los patronos a instaurarlo en el siglo XIX. Las Sagradas Escrituras revelan la existencia del día de descanso semanal desde que el ser humano existe. Así como otros mandamientos y ordenanzas morales solamente aparecieron en la historia de las civilizaciones antiguas cuando se hicieron necesarios, la observancia del día de reposo existía con anterioridad.

El significado de este reposo semanal se entiende como algo más que el cese en las tareas ordinarias. Alcanza la dimensión espiritual del ser humano y es fundamental para prevenir y liberarse del estrés.

En efecto, la intención original de este reposo semanal era la de acercar el hombre al Creador, con el propósito de desarrollar así su faceta espiritual a través de la meditación, la oración y el culto.

Todas las religiones reconocen un día semanal sagrado. La mayoría de los cristianos guarda el domingo. Los judíos y algunos cristianos, el sábado. Los musulmanes observan el viernes. Como día de reposo la Biblia sólo menciona el 'sábado' (etimológicamente significa 'descanso', 'reposo'). En muchos casos, la santidad de ese día se limita a un acto litúrgico concreto. Sin embargo, el verdadero sentido de este reposo

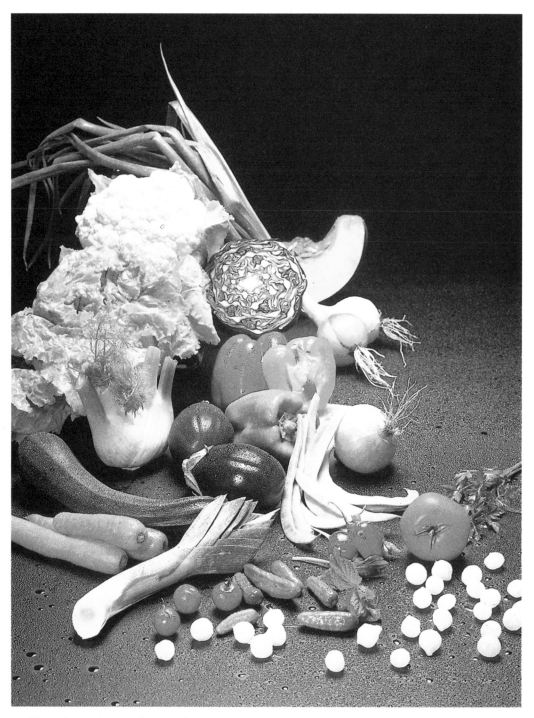

El cerebro y los nervios son órganos que, como todos los demás, necesitan recibir suficiente oxígeno y agua, así como los nutrientes que únicamente una alimentación natural
y equilibrada puede proporcionar.

se extiende a todas las horas del día. No pretendemos decir que durante el día entero se tengan que celebrar actos de culto, sino que durante todas esas horas la actitud mental de la persona necesita estar centrada en aspectos trascendentales y altruistas, en vez de en sí mismo y sus cosas, como suele ocurrir el resto de la semana.

Las **vacaciones** anuales constituyen otro factor restaurador del estrés. De la misma manera que la naturaleza repite sus ciclos anuales renovando y restaurando la vida, también el ser humano necesita un tiempo suficiente de descanso cada año.

Por medio de las vacaciones rompemos radicalmente con la rutina de las labores cotidianas, con lo cual restauramos nuestra reserva de energía física y psíquica de modo suficiente para afrontar otro largo periodo anual.

Lo que tomamos

La alimentación

Los hábitos alimentarios son importantes en cualquier situación, pero aún más en los casos de estrés.

La persona que sufre de estrés tiende a comer demasiado, a no comer lo suficiente, o a hacerlo de forma apresurada y a cualquier hora.

Por otra parte, el organismo estresado utiliza mayor energía de una forma más rápida, y, al mismo tiempo, el estrés añade una sobrecarga al sistema cardiovascular.

¿Cuál sería, pues, la dieta más favorable para quienes padecen de estrés?

Veamos algunos principios básicos* que ayudan a cualquier persona estresada:

- Aunque al principio le cueste un gran esfuerzo, **coma despacio, masticando correctamente** y **a horas fijas** sin ingerir absolutamente **nada entre horas.**

- **Controle la cantidad de grasa.** Una persona adulta, de acuerdo con su corpulencia y actividad, debería tomar entre 33 y 67 gramos de grasas al día (para una dieta de 2.000 calorías), preferiblemente de origen vegetal (insaturadas); es decir que las grasas no deben proporcionar más del 30% del total de la calorías que ingerimos. Evite, por tanto, el consumo de quesos muy curados, mantequilla y carne; sustituyéndolos por grasas vegetales (aceite de oliva o de semillas), quesos frescos y derivados de la soja.

- **Consuma frutas, verduras y cereales integrales en abundancia.** Estos alimentos suplen la cantidad justa de vitaminas, minerales y fibra que nuestro organismo necesita.

- **Reduzca la ingesta de azúcar, sal y condimentos.** Es posible disfrutar de estos ingredientes, pero de una forma moderada. Y el gusto se adapta en poco tiempo.

- **El complejo vitamínico B** se ha demostrado que resulta imprescindible para conservar el equilibrio nervioso y una buena función cerebral. Evidentemente esto es fundamental para prevenir y vencer el estrés. Son especialmente necesarias las vitaminas B_1 (tiamina) y la B_6 (piridoxina). Ambas se encuentran en abundancia en los cereales integrales, las frutas y las hortalizas. La piridoxina también se halla en la leche, los huevos y la carne. Cuando se necesite reforzar el aporte de vitaminas del grupo B, es conveniente añadir a la dieta habitual germen de trigo y levadura de cerveza, o incluso puede resultar necesario un suplemento farmacológico.

- **La vitamina C** desempeña asimismo una función de suma importancia en el mecanismo del estrés. Por tanto, tome

---

* Los principios de una sana alimentación, factor básico en la protección contra el estrés, se exponen en la obra del doctor Jorge D. Pamplona Roger, de esta misma colección NUEVO ESTILO DE VIDA, ¡DISFRÚTALO!

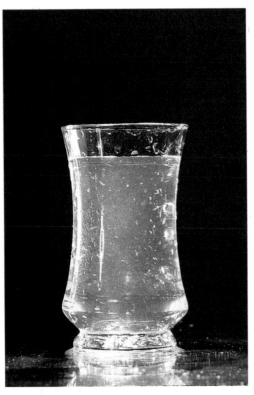

No existe prácticamente ninguna reacción bioquímica que se pueda producir sin la intervención del agua. De ahí que si queremos que nuestro cerebro funcione de forma correcta, y podamos gozar de fuerza mental, hemos de ingerir suficiente agua cada día.

alimentos ricos en esta vitamina. Los alimentos que la contienen deben ingerirse habitualmente, ya que el organismo no almacena la vitamina C. Las frutas frescas, especialmente las cítricas (naranjas, pomelos, limones), los kiwis y las fresas, y también las verduras y hortalizas (pimientos, espinacas, rábanos, guisantes frescos, tomates), son las fuentes naturales de vitamina C.

● **Un nivel excesivo de colesterol** en la sangre es un riesgo sobreañadido para quienes sufren de estrés. Por tanto, es conveniente reducir al mínimo el consumo de todo tipo de productos que contengan grasa animal.

● **Evite comer habitualmente fuera de casa,** sobre todo en restaurantes y cafeterías donde se sirven comidas rápidas (*fast food*), establecimientos preocupados en satisfacer el paladar y no en preservar la salud de sus clientes.

● **Controle su peso.** Hay personas más propensas a engordar que otras. Cada uno debe conocerse a sí mismo, con el fin de mantener un peso moderado y constante durante toda la vida adulta.

El cuadro de la página contigua ofrece algunas **alternativas** saludables a los productos alimentarios nocivos, para quienes deseen mejorar sus hábitos dietéticos y disfrutar de una buena salud y de bajos niveles de estrés.

El agua

El agua constituye una buena ayuda para el estrés y para la salud en general.

Como hemos visto ya, las respuestas fisiológicas del estrés incluyen la falta de secreción salivar y la concentración de ciertas hormonas en la sangre. Como resultado, el metabolismo se altera.

Nuestro cuerpo está compuesto del 60%-70% de agua y necesita de ella para hidratar los órganos, renovar sus fluidos, eliminar los agentes tóxicos y mantener las concentraciones ideales. Los expertos estiman que todas las personas deberían ingerir diariamente entre un litro y un litro y medio de agua (unos seis vasos) fuera de las comidas, aparte de la que por su propia naturaleza contienen todos los alimentos que consumimos.

También el agua aplicada externamente tiene un *efecto tonificante* extraordinario. Una ducha o un baño calman el estado de tensión. Y si la ducha es fría, los efectos sobre el estrés serán aún mejores.

Optar por lo sano

Productos habituales	Opciones sanas
ALIMENTOS PROCESADOS	**ALIMENTOS NATURALES**
Arroz y pan blancos, harina refinada, conservas, platos precocinados	Arroz y pan integrales, cereales y harina completos, fruta y hortalizas frescas
GRASAS SATURADAS	**GRASAS INSATURADAS**
Carnes rojas, cerdo, embutidos, manteca, mantequilla, queso graso, leche entera (completa)	Derivados de la soja, aceites vegetales, margarinas vegetales con moderación, queso fresco, requesón, yogur, leche semidesnatada o desnatada (descremada)
DULCES	**DULCES**
Chocolate, azúcar blanco, bollería y pastelería, helados, mermeladas	Uvas y ciruelas pasas, higos secos, dátiles, miel, "chocolate" de algarroba
BEBIDAS	**BEBIDAS**
Refrescos industriales, bebidas gaseosas, cerveza, vino, licores	Agua, zumos de fruta naturales (sin azúcar ni colorantes)
CAFEÍNA	**TISANAS**
Café, té, mate, bebidas a base de cola, analgésicos	Plantas medicinales, extractos solubles de cereales tostados, achicoria, malta
COMPLEMENTOS Y CONDIMENTOS	**COMPLEMENTOS Y CONDIMENTOS**
Patatas (papas) fritas saladas, cortezas (piel de cerdo tostada), frutos secos salados, aperitivos, ahumados, quesos muy curados, guindilla o chile picante, encurtidos, mostaza, pimienta y otros condimentos y especias irritantes	Frutos secos naturales (almendras, nueces, cacahuetes o maní, avellanas, nueces del Brasil, etc.), pipas de girasol o calabaza, aceitunas, sal con moderación, condimentos suaves (perejil, hierbas aromáticas, ajo, cebolla)

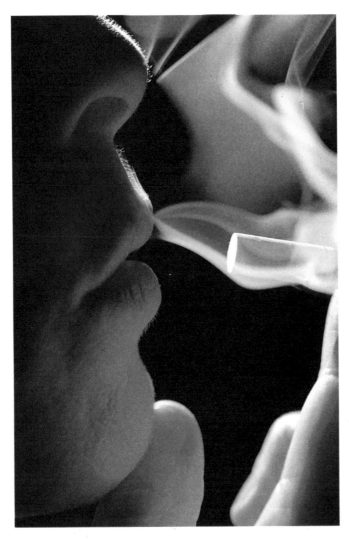

El tabaco y las bebidas alcohólicas, incluidas la cerveza y el vino de mesa, pueden ser de una gran pureza y muy "naturales", pero resultan nocivos para todos los seres humanos, y en especial para quienes padecen un exceso de estrés. La calma que producen es pasajera y engañosa, pues son tóxicos excitantes e irritantes del sistema nervioso.

Drogas y excitantes aceptados socialmente

Otro factor que acrecienta el estrés es el uso de productos excitantes.

En las relaciones laborales y sociales resulta habitual el consumo del café, la bebida o los cigarrillos. Pero, el efecto calmante de departir socialmente con un grupo de amigos o compañeros, puede arruinarse completamente por la acción de la cafeína, el alcohol o la nicotina.

● La **cafeína** es una droga que altera el metabolismo, acelera el ritmo cardíaco y activa determinados centros cerebrales, para no percibir el cansancio o dar la sensación de renovada energía.

La cafeína resulta peligrosa para quienes sufren de estrés, ya que impide la relajación y altera el sueño.

Cuando nos referimos a la cafeína, no sólo tenemos que pensar en el café. El mate, el té, las bebidas a base de cola, y

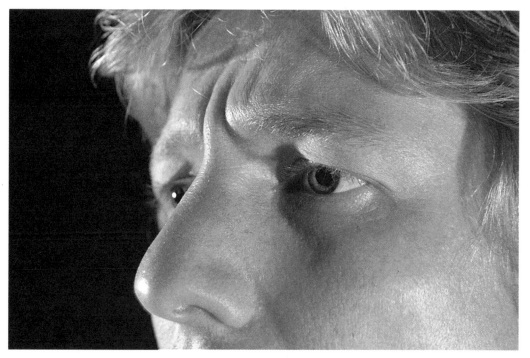

Ninguna droga, legal o ilegal, pretendidamente "blanda" o calificada de "dura", puede disminuir realmente el estrés. Todo lo contrario, su uso y abuso, lo acrecienta y lo agrava.

un buen número de analgésicos también contienen una buena proporción de esta droga excitante.

Cualquier programa integral de eliminación de estrés es preciso que excluya la ingestión de cafeína en cualquiera de sus formas.

- La **teobromina del cacao,** componente básico del chocolate, por su composición y sus efectos, se puede comparar a la cafeína. Aunque su acción sea más débil, eso no quita que sea un excitante, y por lo tanto resulte inconveniente su consumo por parte de niños y adultos,

sobre todo cuando se quiere luchar contra el estrés.

- La **nicotina** es una sustancia venenosa para el ser humano, que si se ingiriese en estado puro produciría la muerte instantánea.

La persona que fuma habitualmente, introduce en su sangre a través de las vías respiratorias una cierta cantidad de nicotina, que es la responsable de diversas enfermedades cardiovasculares, gastrointestinales y respiratorias. Además, se ha demostrado que existe una correlación directa entre el hábito de fumar y el cán-

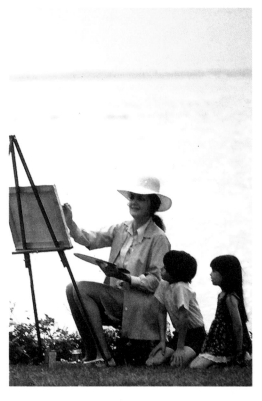

La recreación nada tiene en común con la pereza o la ociosidad. La "re-creación" es creativa, restauradora, potenciadora de lo mejor que cada uno llevamos dentro, lo que nos permite recuperar la energía necesaria para seguir enfrentándose a la lucha cotidiana.

les, o suicidios). Según el Ministerio de Sanidad **cada día** fallecen 50 españoles a causa del alcohol.

Aparte del efecto que el alcohol ejerce sobre diversos órganos y sobre las defensas, esta droga, la más popular y barata, conlleva un problema específico para la persona que sufre de estrés. Suele beberse, como forma de alivio, en momentos especialmente tensos. Al hacer esto, el sujeto está ocultando a su conciencia el estrés, y no afrontándolo. El resultado de semejante práctica hace que el estrés se convierta en crónico, por lo que su solución resulta aún más difícil.

Lo que hacemos

Contacto con la naturaleza

La interacción con la naturaleza es uno de los mejores calmantes del estrés.

Cuando el ser humano acude a la naturaleza está, de algún modo, volviendo a su estilo de vida original, de modo que se sitúa en el mejor medio para obtener la paz y la salud.

Desafortunadamente, cada vez hay más distancia entre el domicilio y el medio natural más cercano. A pesar de todo, hemos de hacer el esfuerzo necesario para mantener un contacto habitual con la naturaleza.

La interacción con la naturaleza es una experiencia calmante integral:

- la **vista** se recrea con los colores y las formas de árboles, flores y montañas;
- el **oído** escucha el silencio o el cantar de los pájaros;

cer de pulmón, debido a la acción cancerígena de los alquitranes contenidos en el humo del tabaco.

Pero, ¿cuál es la relación del tabaco con el estrés? Algunos fumadores dicen que los relaja. Esto puede que sea verdad, pero sólo durante breves momentos. Cuando la nicotina llega a la sangre, la tensión sube, el corazón late más rápidamente y la temperatura de la piel desciende, con lo cual aumentan las respuestas fisiológicas del estrés. Así que, en realidad, lo que el tabaco hace es agravar los efecto del estrés.

- El **alcohol** es una droga peligrosa, tremendamente perjudicial para la salud y que acentúa los niveles de estrés.

El alcohol se considera responsable de miles de muertes directas (por cirrosis hepática y otras enfermedades) e indirectas (accidentes automovilísticos y laborales, o suicidios).

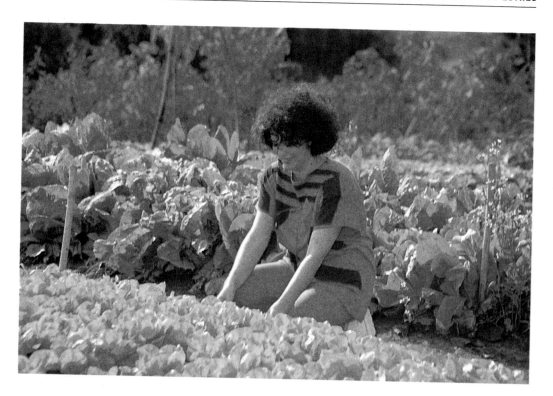

- el **olfato** capta en todo su esplendor los aromas silvestres;
- el **gusto** se deleita intensamente con cualquier alimento sencillo tomado en ese ambiente; y
- el **cuerpo entero** disfruta del contacto con el aire puro y el sol.

Indudablemente, es un entorno muy distinto del que viven los habitantes de la gran ciudad, pero a la vez es un tónico insustituible para combatir el estilo de vida estresante.

Tiempo libre

En una sociedad en la que se valoran desmesuradamente la productividad y el consumismo, el reposo a menudo llega a ser conceptuado como una forma de malgastar el tiempo.

Sin embargo, un análisis más cuidadoso revelará que, muy lejos de ser una pérdida de tiempo, el reposo, a medio y largo plazo, puede llegar a ser altamente positivo; no sólo para la persona y sus tensiones, sino también para la sociedad en general.

Entre otras muchas funciones del tiempo libre, podemos citar las siguientes:

- **Compensa los efectos negativos del trabajo**. De este modo, el profesor de instituto que se pasa la jornada preparando e impartiendo clases de historia o de literatura, necesita ejercer una actividad deportiva o de ejercicio físico moderado en su tiempo libre. En cambio, el trabajador de un almacén, que emplea muchas horas diarias trasladando material de un sitio a otro, habrá de encontrar el complemento ideal para su tiempo libre en actividades reposadas o recreaciones donde prime el uso del ingenio y la inteligencia. Así se consigue que el tiempo libre resulte compensador y "re-creativo".

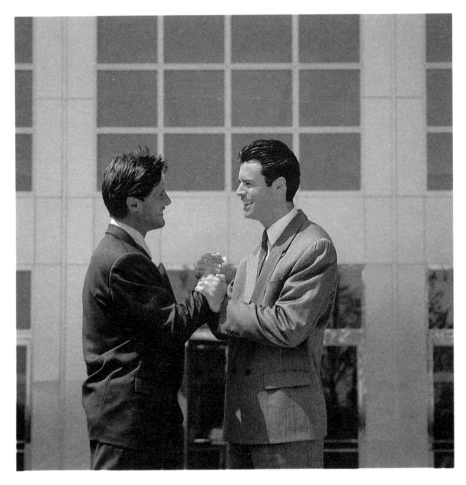

El apóstol San Pablo decía que «ninguno de nosotros vive para sí, ni muere para sí» (Romanos 14: 7). Así que no es una muestra de debilidad, sino de simple sensatez, buscar el apoyo de los demás, no sólo para resolver problemas, sino para obtener una mejor calidad de vida.

● **Ayuda a afianzar las relaciones sociales y familiares,** cuyo deterioro puede causar tanto estrés a las personas. Aunque hay actividades recreativas de tipo solitario, la mayoría se lleva a cabo en compañía. Unas veces, con amigos, otras con miembros de la familia. El contexto en el que se desenvuelve este tiempo libre es lo suficientemente cordial y distendido como para ser beneficioso en las relaciones de unos con otros.

● **Permite cambiar de ritmo y olvidar los problemas cotidianos.** Un pasatiempo o *hobby* puede constituir un refugio para el ajetreo de la vida. Para muchas personas, la lectura, la música, el coleccionismo, o el paseo, son hábitos que ayudan a abstraerse del estrés. Se trata como de un paréntesis en el que el ritmo habitual se detiene, para reiniciarlo después de unas horas, o de un fin de semana.

Se cuenta que el propietario de una cadena de grandes almacenes se hallaba un viernes por la tarde jugando al golf plácidamente. En medio de aquella paz le comunicaron la estresante noticia de que una de sus delegaciones se había incendiado completamente. Su reacción fue:

–¡Qué disgusto me voy a llevar el lunes cuando vaya a mi despacho!

Aunque la veracidad de esta anécdota es un tanto dudosa, ilustra claramente el principio de **mantener los agentes estresantes aislados de nuestro tiempo libre.**

El apoyo de la gente

El estrés puede combatirse a través de un buen sistema de apoyo que incluya otras personas como un buen amigo, el cónyuge, o un familiar de confianza.

En la realidad, no es fácil encontrar estas circunstancias.

Uno de los problemas básicos es la irritabilidad del estresado.

Pensemos en un hombre que padece de estrés. El problema le produce irritabilidad y hostilidad. Su puesto de trabajo no le permite manifestarlas abiertamente. Al llegar a casa, no tolera el ruido de los niños o las imperfecciones de su mujer. Descarga toda su tensión sobre ellos y se muestra constantemente enojado. En estas circunstancias resulta muy difícil prestarle ayuda, con lo cual acaba aislándose y cerrándose a cualquier posibilidad de apoyo.

La acción para resolver este dilema tiene que venir de parte del afectado.

● En primer lugar, debe **tomar conciencia** de lo que está ocurriendo al proyectar todas sus frustraciones sobre los demás.

● Después, necesita practicar técnicas de **autocontrol mental,** que se explican en el capítulo siguiente, justo en los momentos más susceptibles de irritación.

● Finalmente, debe **verbalizar** su problema, es decir, exponerlo de palabra del modo más preciso y conciso posible, razonadamente, y con pausa y tranquilidad, ante su amigo o cónyuge. Lo ideal es expresar el problema, y sus posibles soluciones por escrito, antes que de viva voz, con lo cual uno se obliga a ser escueto y claro.

Únicamente en estas circunstancias es posible encontrar el apoyo social y emocional necesario para vislumbrar soluciones personales.

Lo que pensamos

Los grandes logros en la historia de la humanidad han sido conseguidos por personas que sabían lo que querían, y que se organizaron para conseguirlo.

La planificación personal para prevenir y combatir el estrés cuenta con dos pasos sencillos:

1. Planteamiento de los objetivos personales, en donde se clarifica lo que para uno es realmente importante, es decir, se establece una escala de prioridades.
2. Organizar racionalmente el tiempo disponible.

Vamos a ver cómo se pueden llevar a cabo estas dos tareas.

Saber lo que queremos

Una persona sin objetivos es como un tapón de corcho en medio del océano; cualquier brisa o marea, por pequeña que sea, le hará cambiar el rumbo.

Para controlar el estrés y alcanzar el éxito es necesario tener los **objetivos claros y ordenados** de acuerdo a su importancia.

He aquí algunas clases de objetivos:

● Los hay de tipo **profesional** como, por ejemplo, alcanzar cierto nivel de ventas, terminar un proyecto para fin de mes, o llegar a ser el jefe del departamento.

- También hay objetivos de tipo **personal** como, por ejemplo, ser menos tímido, ser más organizado, o conseguir dejar de fumar.

- Otros objetivos pueden ser de orden **familiar,** como dedicar más tiempo a la familia, realizar determinado viaje en unas vacaciones, o ayudar a un hijo en un problema de estudios.

- De especial importancia para afrontar el estrés son los objetivos de **tiempo libre** y los **altruistas.**
  Un ejemplo de los primeros sería apartar medio día a la semana para nuestra actividad relajante favorita: deporte, *hobby*, lectura, etcétera. Un ejemplo del segundo sería ayudar regularmente a una anciana a hacer la compra, o pasar un par de horas acompañando a un vecino enfermo.

Por otra parte, los objetivos pueden ser **a corto** y **a largo plazo.**

Un empleado en un banco puede pretender ser el director de la sucursal más grande de la ciudad (objetivo a largo plazo); pero para llegar a ese puesto necesita alcanzar otros objetivos, como son el de conseguir cierto número de clientes o ser director de una sucursal más pequeña –éstos pueden denominarse de **a medio plazo**–. Finalmente, la conclusión de un proyecto de un día o unos pocos días puede constituir un objetivo a corto plazo.

La tarea más importante es establecer las prioridades, y hacerlo de forma realista.

Las personas que sufren estrés o que están al borde de padecerlo, tienen que preguntarse:

¿Son estos objetivos realistas para mi capacidad personal y el tiempo con el que cuento? Lo que estoy haciendo, ¿es realmente importante para mí? ¿Me estoy atormentando por algo que al final no va a acercarme a mis objetivos? ¿De qué puedo prescindir por no conducirme a la consecución de ninguno de mis valores personales?

Únicamente mirando a nuestros objetivos de mayor y menor importancia podremos realizar una acertada selección de las actividades y eliminar el estrés.

Calcularlo bien

Un conocido mío, que se había trasladado a una casa con jardín, se pasaba las horas mirando todas las necesidades que tenía su propiedad. Era tanta la tarea que decía constantemente:

–No sé por donde empezar.

Se preocupaba, sí; pero no hacía ningún intento por poner manos a la obra.

Y ésta es una actitud muy común en los afectados por el estrés. El nivel de estrés es muy alto, pero su productividad real está por debajo de lo normal.

Uno de los modos de afrontar este problema es hacer un programa de actividades como se sugiere en el cuadro de la página siguiente.

Importancia de la actitud

Wilma contaba con sólo un año de edad cuando sufrió de una pulmonía aguda al mismo tiempo que la atacaba la escarlatina. Como resultado de las infecciones, su sistema nervioso quedó afectado y perdió el uso de una pierna. Solamente con ejercicios físicos especializados podría quizá volver a caminar.

Su madre, con mucho esfuerzo, pudo llevarla regularmente al servicio de rehabilitación que se encontraba en una ciudad ubicada a ochenta kilómetros del lugar donde vivían. Sus hermanos y hermanas la ayudaron con ejercicios y masajes. Wilma estaba decidida a caminar. Y cuando llegó el momento de hacerlo, con ayuda de un aparato ortopédico, aún cojeando, caminó.

Sus esfuerzos y el apoyo de su familia continuaron. Por la influencia de su hermano mayor, Wilma se interesó en el baloncesto. Ambos practicaban ese deporte con una vieja cesta de fruta sin la base.

Aprovechar al máximo el tiempo

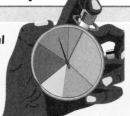

El tiempo es un don del que todos recibimos en igual medida. El éxito depende pues de saber hacer un buen uso de él. Para aprovecharlo al máximo, es necesario que planifiquemos lo que pretendemos hacer cada día, cada semana, cada mes...

- Sin perder de vista los objetivos personales que uno tenga, es necesario elaborar una **lista de trabajos o actividades** que necesiten hacerse en una **semana.**

- **Distribuirlos** sobre una agenda semanal o un papel en el que estén **indicados los días y las horas.**

  Si el exceso indica que puede sobrevenir el estrés, no dudemos en **eliminar** tareas de acuerdo con las prioridades personales, en aras a una mejor salud física y mental.

- Hay que ser generoso con las **actividades varias e imprevistas,** ya que éstas suelen sobrevenir con frecuencia, y resulta frustrante si no se ha previsto espacio para ellas.

- **No arrebatar tiempo a las actividades relajantes** de cada día: tertulia, descansos, paseo, deporte, ejercicios de relajación,...

- **Evitar lo que nos distrae.** Existen multitud de pequeños incidentes (llamadas telefónicas, correspondencia, recuerdos, visitas, observaciones sobre el trabajo) que nos desvían de lo que estamos haciendo. A no ser que se trate de una auténtica emergencia, hemos de esforzarnos por volver a la actividad acorde con el plan trazado.

Con el paso de los años, las muchas horas de masaje y entrenamiento produjeron finalmente su fruto. Wilma Rudolph logró ganar tres medallas olímpicas de oro en atletismo. Además fue elegida, en Estados Unidos en 1960 y 1961, como Mejor Atleta Femenina del Año.

Esta joven triunfó partiendo de una situación de inferioridad manifiesta, llegando a superar con mucho al promedio; en parte por el apoyo familiar que no le faltó, pero sobre todo por su actitud y empeño en llegar a vencer su incapacidad.

El famoso poeta inglés Byron se mostró muy preocupado cuando una adivina pronunció un augurio diciendo que cuando tuviese 37 años de edad moriría.

El escritor no dejó de pensar en ello durante los años siguientes. Cuando alcanzó esa edad, ante la presencia de un simple resfriado, Byron pensó que había llegado su hora. Angustiado por la cercanía del desenlace, notó que no tenía fuerzas para resistir el catarro. Renunció a la lucha contra la infección, empeoró y murió.

El poder de la mente resulta insospechable, y el estrés guarda estrecha relación con el modo en que procesamos la información. Muchas de las situaciones que nos producen estrés llegan a convertirse en graves porque las analizamos con una actitud negativa.

En las dos páginas siguientes se sitúa en contraste una actitud negativa con otra positiva y esperanzada frente a las situaciones estresantes. En el primer caso se cosechan conductas anómalas, pero en el otro las conductas resultan más adecuadas y gratificantes.

El estrés y la actitud personal
ante un agente presuntamente estresante

ACTITUD NEGATIVA

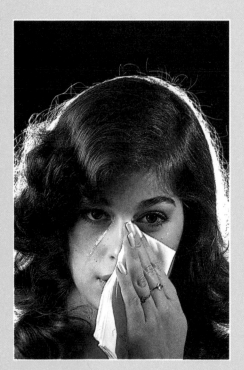

Respuestas fisiológicas

- cambios hormonales, sanguíneos y metabólicos
- respiración acelerada
- músculos tensos
- trastornos digestivos
- problemas de sueño
- fatiga
- reacciones psicosomáticas

Respuestas psicológicas

- pérdida de memoria y de capacidad racional
- ansiedad
- irritabilidad
- depresión

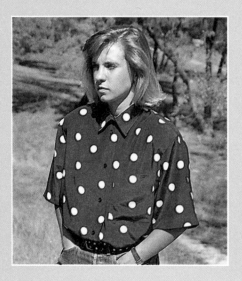

Conducta anómala

- bajo rendimiento laboral
- relaciones personales conflictivas
- indecisión
- agresividad verbal y/o física
- uso de alcohol y de otras drogas

El estrés y la actitud personal
ante un agente presuntamente estresante

ACTITUD POSITIVA

Respuestas fisiológicas

- Secreción de hormonas:
    - ACTH
    - cortisona
- Más salud:
    - vasodilatación,
    - mejor digestión
    - mejor asimilación
    - mejor eliminación

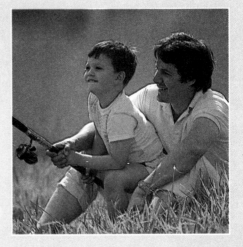

Respuestas psicológicas

- actividad mental en buen estado
- confianza en uno mismo
- sentimientos de afecto y simpatía por los demás
- cultivo del altruismo
- buen humor

La actitud personal ante cualquier acontecimiento es prácticamente igual de importante que el propio hecho en sí mismo, a la hora de enfrentarnos a él de forma constructiva.

Conducta adecuada

- rendimiento laboral óptimo
- relaciones personales positivas
- tolerancia
- moderación
- dominio propio

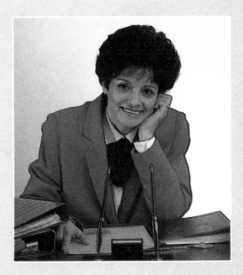

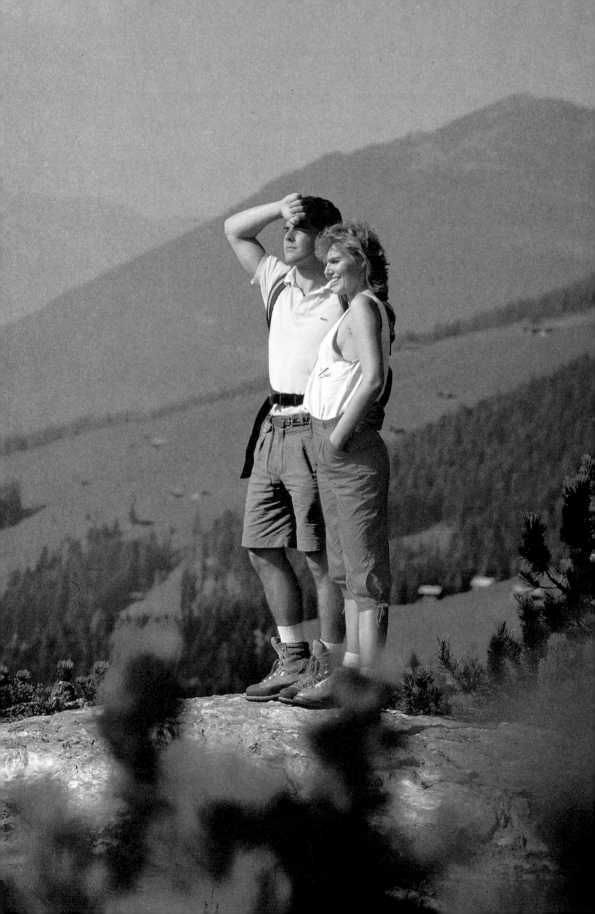

7

Cómo afrontar el estrés

CUANDO Emilio llega a casa por la noche vuelve muy tenso. Siente como si tuviera todos los músculos contraídos, y esto lo vuelve agresivo. La causa no es otra que el estrés que le produce su trabajo. De modo que resulta muy difícil tratar con él, ya que suele estar de mal humor, por lo que a menudo acaba discutiendo a gritos con su esposa.

Hace no mucho tuvo la suerte de que su empresa lo enviase a un cursillo para gerentes y allí le enseñaron, entre otras cosas, unos ejercicios de relajación. Les garantizaron que si los practicaban habitualmente, podrían descargar gran parte de la tensión diaria, mejorar sus relaciones familiares y su rendimiento laboral.

Desde entonces, Emilio ha venido practicándolos diariamente, y se siente muy contento de haber descubierto este sencillo modo de rebajar su nivel de estrés y su mal humor.

Sonrie y ganarás amigos, frunce el ceño y te saldrán arrugas.

GEORGE ELLIOT
seudónimo de la novelista
británica
MARY ANN EVANS, 1818-1860

RELAJACIÓN MUSCULAR PROGRESIVA
Método de Jacobsen

AMBIENTE

Silencioso, en penumbra, temperatura agradable; con ropa cómoda, sin zapatos o con calzado ligero. Pida que le respeten la próxima media hora, para que nadie interrumpa la sesión de relajación.

DISPOSICIÓN MENTAL

Poner a un lado las preocupaciones cotidianas y pensar en algo agradable. En algunos casos una música suave puede ayudar.

TIEMPO

La relajación no puede hacerse con prisa. Una sesión normal debe durar unos 20 minutos. En algunos casos, más. También es muy importante aguardar los segundos necesarios en cada tensión y relajación:
Tensión: 4 segundos = ➜➜➜➜
Relajación: 6 segundos = ●●●●●●

POSTURA

Si usted no cuenta con un sillón especial para relajación, utilice una cama rígida, o una colchoneta delgada puesta sobre el suelo. Use una almohada ligera o simplemente una toalla grande doblada sobre sí dos o tres veces. Acuéstese boca arriba con los brazos paralelos al tronco, las piernas extendidas y los pies ligeramente separados el uno del otro.

PASOS PARA LA RELAJACIÓN

Comience llenando los pulmones de aire. Reténgalo ➜➜➜➜ Suelte el aire despacio. Repítalo una vez más.

Manos

Primero la mano derecha. Apriete el puño derecho con fuerza ➜➜➜➜ Relaje ahora la mano ●●●●●● Haga lo mismo con la mano izquierda. Finalmente, con ambas manos a un tiempo.

Brazos

Doble ambos brazos fuertemente contra los antebrazos ➜➜➜➜ Relaje ahora los brazos ●●●●●● Para continuar relajando los brazos, haga ahora presión con los brazos hacia abajo, contra el colchón ➜➜➜➜ Relaje los brazos ●●●●●● Tense ahora ambos brazos a lo largo del cuerpo, manteniendo en tensión también las palmas de las manos. Algo así como si quisiera usted tocar los pies con la punta de las manos, pero sin moverse de su posición ➜➜➜➜ Relaje los brazos ●●●●●● Finalmente gire a tornillo de ambos brazos acabando con las palmas de las manos mirando hacia afuera ➜➜➜➜ Relaje los brazos ●●●●●●

Hombros

Flexione los hombros hacia las orejas, no metiendo la cabeza hacia dentro, sino presionando los hombros hacia arriba ➜➜➜➜ Relaje los hombros ✪✪✪✪✪✪ Flexione ahora los hombros hacia el centro del pecho, como si intentase tocar un hombro contra el otro ➜➜➜➜ Relaje los hombros ✪✪✪✪✪✪

Cuello

Gire el cuello lentamente hacia la derecha todo lo que pueda. Manténgalo en tensión ➜➜➜➜ Retorne a la posición normal ✪✪✪✪✪✪ Haga exactamente lo mismo hacia la izquierda. Finalmente, levante la cabeza de la almohada hacia arriba, sin separar la espalda del colchón. Manténgala en tensión ➜➜➜➜ Relájela ✪✪✪✪✪✪

Cara

Empiece con los músculos alrededor de los ojos. Abra los ojos con fuerza, como subiendo las cejas hacia el pelo ➜➜➜➜ Relájelos ✪✪✪✪✪✪

Boca

Cierre la boca y los dientes completamente. En esta posición, hará presión con la lengua apretándola contra los dientes incisivos y caninos inferiores ➜➜➜➜ Relaje la lengua ✪✪✪✪✪✪ Haga presión con los dientes y muelas inferiores contra los superiores ➜➜➜➜ Relaje ahora la mandíbula ✪✪✪✪✪✪ Haga un morro con fuerza sacando los labios hacia afuera ➜➜➜➜ Relájelos ✪✪✪✪✪✪ Finalmente, abra la boca totalmente, separando las mandíbulas al máximo ➜➜➜➜ Relájela ✪✪✪✪✪✪

Haga ahora una pausa de respiración.

Llene los pulmones al máximo. Reténgalo ✪✪✪✪✪✪ Suelte el aire poco a poco. Repita la respiración una vez más. Respire ahora lentamente durante un minuto aproximadamente.

Estómago

Apriete el estómago hacia afuera, como si quisiera sacarlo de su sitio y mantenga esa tensión ➜➜➜➜ Relájelo ✪✪✪✪✪✪ Haga el mismo movimiento, pero al contrario, es decir, metiendo el estómago hacia adentro ➜➜➜➜ Relájelo ✪✪✪✪✪✪

Piernas

Tense ahora los muslos y las nalgas fuertemente ➜➜➜➜ Relájelos ✪✪✪✪✪✪ Estirar con fuerza ambas piernas con las puntas de los pies tensas y alejadas del cuerpo cuanto sea posible ➜➜➜➜ Relájelas ✪✪✪✪✪✪ Tense las puntas de los pies opuestamente, es decir, hacia el propio cuerpo ➜➜➜➜ Relájelos ✪✪✪✪✪✪

Ahora está usted totalmente relajado. Disfrute de esta situación. Si le apetece quedarse unos minutos más, hágalo. Su cuerpo y su mente se beneficiarán.

SALIDA DE LA RELAJACIÓN

Para salir de la relajación, llene los pulmones de aire ✪✪✪✪✪✪ Expúlselo bruscamente. Para levantarse, póngase en pie lentamente.

Existe una cinta casete que facilita la realización de estos ejercicios de relajación. Si no dispone de ella, puede solicitarla a cualquiera de nuestros agentes o distribuidores (pág. 191).

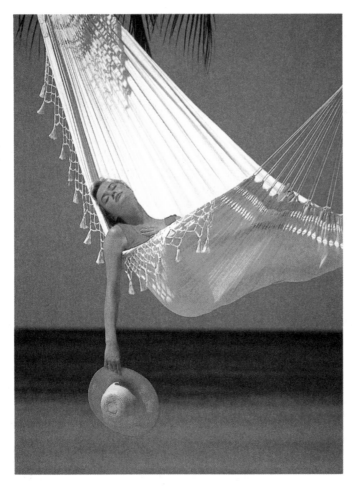

En cualquier orden de la vida, para conseguir un rendimiento óptimo, resulta imprescindible el esfuerzo y la perseverancia. Pero no menos necesario es que toda actividad se vea interrumpida de modo regular por periodos de verdadero descanso y relajamiento. De ahí la importancia del reposo diario, semanal y anual.

Nada más llegar a casa se dirige al dormitorio. Allí se tumba sobre una colchoneta de acampada para hacer los movimientos musculares y respiratorios que le enseñaron. Después de veinte minutos de tensar y soltar músculos, se levanta con tal calma, que le resultaría difícil agredir a alguien aunque lo insultase con la peor intención.

En este capítulo vamos a examinar las técnicas más comunes para afrontar el estrés: la relajación, la respiración, las técnicas cognitivas, el tratamiento médico y farmacológico, y la meditación.

Ninguna de ellas es la respuesta total al estrés.

Hay personas que se benefician especialmente de una, y otras que prefieren otra, o una combinación de ellas.

Instamos al lector a probarlas todas para encontrar las técnicas que mejor le resulten para librarse del estrés.

Relajación

La relajación es un ejercicio fácil de aprender, que proporciona resultados altamente satisfactorios en el tratamiento del estrés.

Una de las manifestaciones fisiológicas del estrés es la tensión muscular. Cuando esta tensión se continúa durante horas, los

La siesta
como método de relajación

La siesta suele practicarse en los países donde la temperatura sube considerablemente al mediodía. Su práctica moderada es una buena medida antiestrés.

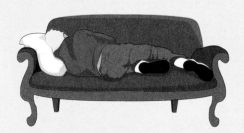

LA SIESTA TIENE QUE SER...

CORTA De acuerdo con una tradición hispánica, el sujeto aguanta una llave con el pulgar y el índice mientras sestea en un sofá. Cuando el sueño alcanza cierta profundidad, la llave se cae al suelo y con el ruido despierta al sujeto.

EN POSICIÓN RELAJADA Pero no completamente postrado como en el sueño nocturno.

PRECEDIDA DE UNA COMIDA LIGERA O ANTES DE COMER La siesta, después de un almuerzo (comida del mediodía) pesado, suele sentar mal y prolongar la digestión. Lo ideal es la "siesta del carnero", que es la que se realiza antes de comer.

SEGUIDA DE ACTIVIDAD La siesta despeja a la persona al romper con un periodo y dar lugar a otro. Por tanto, es conveniente reanudar la actividad normal tras haber despertado.

AJUSTADA AL INDIVIDUO Hay a quienes la siesta no les resulta beneficiosa. Algunos, por ejemplo, se despiertan malhumorados y peor que antes de echarla. En estos casos lo mejor es no practicarla.

Aun cuando no se utilice para dormir, una cantidad razonable de tiempo libre y de relajación, como es la siesta, es un buen modo de romper con la intensidad de la jornada, para poder continuar la labor después de este breve periodo de reposo y recuperación.

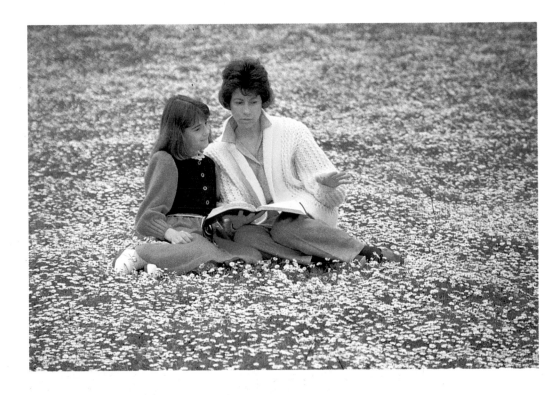

músculos se "acostumbran" al estado tenso y tienden a adoptar esa postura. Como resultado, aparecen los tan conocidos dolores de espalda, de cabeza, y de músculos en general, asociados con el estrés.

Por desgracia, mucha gente no relaciona lo uno con lo otro. Uno de los objetivos de la relajación es que el sujeto se aperciba de su estado de tensión, con el fin de que consiga relajar la musculatura de una forma consciente.

Aparte del beneficio inmediato que proporciona la relajación, ésta concede al que la practica la sensación de estar controlando el problema. Es decir, el que aprende a relajarse no mira a su estado de tensión como algo que se le escapa de su voluntad, y que no puede hacer nada por remediar, sino como un fenómeno controlable.

Puede conseguirse una cierta relajación de diversas formas; por ejemplo dar un paseo, hacer punto, o realizar trabajos caseros. Sin embargo, cuando se trata de una tensión muy fuerte, es necesario que la relajación sea más profunda, si se quiere que resulte eficaz para conseguir una distensión muscular completa, y así poder combatir con eficacia el estado general de tensión.

Existen varios procedimientos de relajación utilizados por los psicólogos en el tratamiento del estrés, aunque no todos nos parecen igualmente recomendables. Consideramos contraproducentes todos los métodos basados en la hipnosis o la autohipnosis (entrenamiento autógeno), porque nos hacen perder el control de nuestra mente, lo cual siempre resulta peligroso.

La práctica de la relajación una sola vez ya trae consigo una sensación placentera y de extrema tranquilidad. Sin embargo, la verdadera destreza y el máximo beneficio de la relajación se adquieren a través de la repetición regular y continuada.

La relajación por lo general se domina a los dos meses de haberla empezado a practicar. Y es entonces cuando el sujeto llega

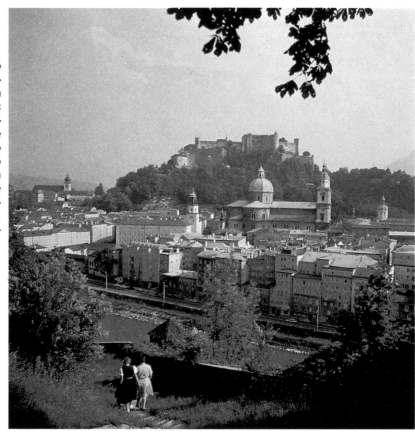

Para que todo nuestro organismo funcione a la perfección, hemos de respirar profundamente aire puro. Y si nuestro cuerpo y nuestro cerebro reciben suficiente aporte de oxígeno, rendirán al máximo... ¡Y nos estresaremos menos!

a conocer bien sus propios grupos musculares y nota cuando están tensos y cuando relajados.

A pesar de todo, los beneficios son lo suficientemente inmediatos como para levantarse satisfecho después de las primeras sesiones.

La relajación progresiva, practicada con regularidad, proporciona buenos resultados en la mayoría de los casos de dolores de cabeza, molestias abdominales, jaquecas y tensión arterial. También es muy recomendable en casos de insomnio, angustia e hipertensión.

Relajación rápida

Las ventajas de los ejercicios de relajación son múltiples, pero su principal inconveniente es que no pueden practicarse de una manera súbita en una situación de la vida real que presenta tensión, como por ejemplo, en el automóvil, en el trabajo o antes de dirigirnos a un superior.

Para estas circunstancias recomendamos una forma de relajación basada en la respiración y en lo que en psicología clínica suele denominarse **autoinstrucción:**

1. **Respirar profundamente** reteniendo el aire varios segundos (al menos 3 o 4) y exhalándolo lentamente. Repetirlo dos o tres veces.

2. **Decir** mentalmente, o mejor en voz alta, si las circunstancias lo permiten: *«Estoy tranquilo. Me siento en calma».* Repetir también esto dos o tres de veces.

3. **Volver a respirar** de la manera indicada.

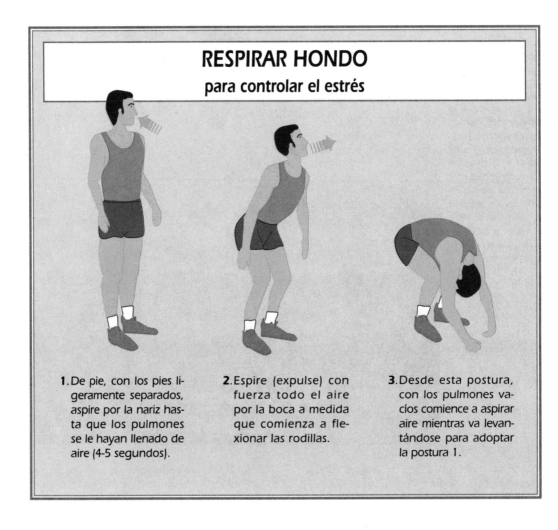

RESPIRAR HONDO
para controlar el estrés

1. De pie, con los pies ligeramente separados, aspire por la nariz hasta que los pulmones se le hayan llenado de aire (4-5 segundos).

2. Espire (expulse) con fuerza todo el aire por la boca a medida que comienza a flexionar las rodillas.

3. Desde esta postura, con los pulmones vacíos comience a aspirar aire mientras va levantándose para adoptar la postura 1.

Cuando se ha alternado la respiración con la autoinstrucción (pasos 1 y 2) durante dos o tres minutos, la persona se encuentra bajo control, y bastante más relajada que al principio.

Respirar hondo y bien

Cuando se presenta el estrés de forma aguda, la respiración se acelera con los pensamientos y con los motivos estresantes, aun sin actividad física alguna.

Pasado el momento de tensión, la respiración vuelve a su ritmo normal.

Ahora bien, en los casos de estrés prolongado, se adquieren malos hábitos respiratorios.

Por eso es muy importante adquirir buenos hábitos respiratorios o corregir los defectuosos. En el cuadro superior presentamos de forma gráfica cuál debe ser la respiración correcta.

Todos los días debiéramos realizar una sesión de, al menos, 20 respiraciones profundas al aire libre, o en un lugar bien ventilado. Con ello oxigenamos todas nuestras células, incluidas las cerebrales, además de habituarnos a respirar adecuada y profundamente.

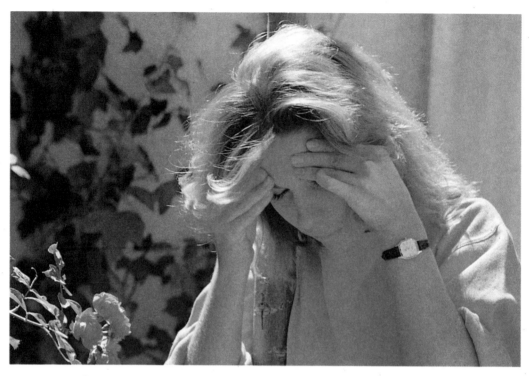

Preocuparse por lo sucedido o por lo que pueda suceder, es humano, normal... y conveniente. Por eso lo importante es conseguir que nuestras preocupaciones sean constructivas y no paralizantes.

Técnicas cognitivas

Mientras una situación particular resulta altamente estresante para una persona, para otra, el mismo acontecimiento ni siquiera altera sus emociones.

Aun cuando estas diferencias pueden deberse a distintos niveles personales de aprehensión, este fenómeno también puede explicarse diciendo que hay personas que están acostumbradas a procesar la información de una forma ansiosa y otras tienen el hábito de interpretar la información positivamente. La dimensión pesimismo-optimismo guarda relación con este fenómeno.

A pesar de que los optimistas pueden ser criticados por ser demasiado incautos, gozan de una gran ventaja sobre los pesimistas en lo que al estrés se refiere.

Los psicólogos clínicos utilizan técnicas para ayudar a sus pacientes a controlar los procesos mentales, para evitar así los pensamientos que preceden y acompañan a la depresión, la ansiedad y el estrés.

Ofrecemos a continuación una síntesis de tres técnicas de esta índole para prevenir y afrontar el estrés.

1. Preocupaciones constructivas

Existen dos tipos de preocupación:

● La **preocupación destructiva,** que por no ir provista de estrategias de solución, es repetitiva, recurrente y obsesiva. Puede centrarse en torno a un suceso del pasado, que no puede cambiarse, o del fu-

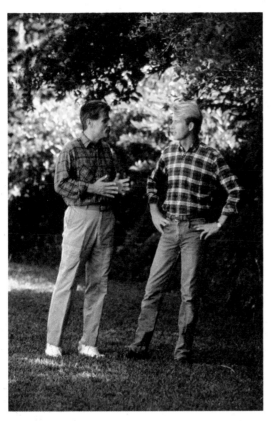

A veces puede resultar necesario el consejo de un profesional de la salud mental, un amigo o un familiar, que nos ayude a darnos cuenta de lo que puedan tener de irracionales algunas de nuestras ideas sobre nosotros mismos, sobre los demás y sobre el entorno de cada cual.

turo, que todavía es incierto. Es preocuparse por preocuparse. No conlleva utilidad ninguna y contribuye al empeoramiento del estrés.

● La **preocupación constructiva** es una preocupación racional que incluye planes y métodos para afrontar los agentes productores del estrés. La preocupación constructiva se centra fundamentalmente, más que en el problema, en las posibles soluciones.

Una de las maneras más directas de preocuparse constructivamente es hacer uso de papel y lápiz. Se escriben los motivos de estrés o de preocupación, y se elabora un plan de acción.

El **plan de acción** consiste en anotar varias alternativas para su solución; cuantas más opciones, mejor.

Después se analizan las ventajas e inconvenientes de cada solución, y se ordenan de mejor a peor. Se intenta llevar a cabo la que se juzgue más factible y satisfactoria. Luego se analizan y evalúan los resultados. Si no funciona, se utiliza otra posible alternativa.

Siguiendo este proceso se separa el componente emotivo del problema, con lo cual su análisis acaba haciéndose mucho más fríamente, con menos sufrimiento que cuando se carga de emotividad.

A pesar de todo, no siempre resulta sencillo tratar un problema personal desprovisto de la carga emocional correspondiente. La participación activa de **otra persona** (un amigo, un familiar, o un psicólogo profesional) puede ser la solución a esta dificultad, ya que la evaluación será más completa y equilibrada.

2. Creencias irracionales

El psicólogo norteamericano Albert Ellis fue el primero en puntualizar que las personas padecen estrés, así como otros conflictos, porque tienen una serie de creencias que son falsas. De esta manera originó la **terapia racional-emotiva.**

La labor del psicoterapeuta consiste en convencer al sujeto de que algunas de sus premisas no tienen sentido y necesita aprender a pensar utilizando la razón.

Albert Ellis, en su práctica clínica, encontró mucha gente que estaba convencida de la validez de ciertas afirmaciones, que no sólo eran inexactas, sino claramente irracionales.

Las siguientes son un ejemplo de las más comunes de esas erróneas afirmaciones, que, a pesar de todo, son consideradas como verdades prácticamente absolutas por buen número de personas, por lo demás perfectamente razonables y sensatas:

✓ El ser humano necesita ser querido y aceptado por todos.

✓ Para que alguien sea aceptado, tiene que ser totalmente competente y alcanzar todas las metas que se proponga.

✓ Cuando las cosas no salen como uno quisiera, la situación se vuelve horrible y catastrófica.

✓ Si algo nos parece peligroso tenemos que preocuparnos de ello de forma permanente y prioritaria.

✓ La felicidad humana se debe a factores sobre los que no tenemos control alguno.

✓ Es más fácil evitar que afrontar ciertas dificultades y responsabilidades.

✓ Uno debe depender de otros y necesita siempre alguien más fuerte en quien confiar.

✓ Existe una solución única y adecuada a cada problema y si no la encontramos se avecina la catástrofe.

Cómo liberarse de las PREOCUPACIONES

1 Evalúe la **importancia** de su preocupación. La mayoría de las preocupaciones no tiene razón de ser.

Si su preocupación es **constructiva,** analice las diversas **vías de solución** y adopte la más conveniente. **2**

Si es **destructiva,** trate de **olvidarse** de ella manteniéndose ocupado o buscando la compañía de otras personas. **3**

En cualquier caso, **coopere con lo inevitable.** Si hay algo que no puede cambiarse acéptelo y deje de lamentarse. **4**

No se deje atormentar por **el pasado.** Utilícelo como **lección,** no como obsesión. **5**

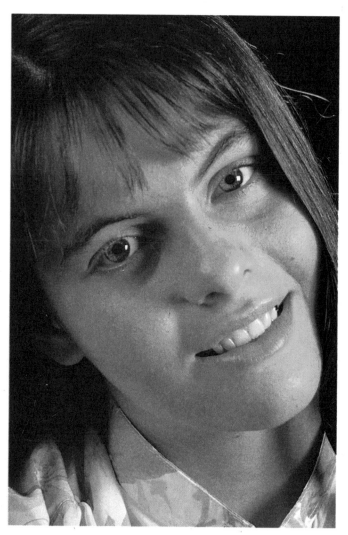

Aunque nos cueste sonreír y expresar pensamientos positivos sobre la realidad, vale la pena el esfuerzo de hacerlo. Eso provocará una reacción favorable en los demás... ¡y en nosotros mismos! Así nos resultará mucho más fácil superar las adversidades.

descubrir por sí mismo o con la ayuda de otros.

Tomemos, por ejemplo, la última de la lista:

✓Las personas tienen mayor o menor valor, dependiendo de sus actos y del nivel de aceptación por parte de los demás.

Muchos se sienten incapaces e inseguros porque miran al éxito deslumbrante de otros. En esta contemplación sufren sentimientos de inferioridad y estrés por la pretendida incapacidad personal. Esa declaración puede ser creíble, pero en realidad es completamente falsa.

✓Las personas tienen mayor o menor valor, dependiendo de sus actos y del nivel de aceptación por parte de los demás.

Si analizamos detalladamente cualquiera de estas creencias, nos daremos cuenta de que quienes las mantienen firmemente experimentan inestabilidad emocional y estrés, a no ser que sean perfectos.

Por tanto, quien sufre de estrés o ansiedad, es muy frecuente que albergue alguna creencia irracional, cuya falsedad tiene que

● En primer lugar, los actos no siempre reflejan **valor** o **capacidad;** en muchas ocasiones los logros extraordinarios tienen más que ver con las circunstancias, el apoyo de los demás u otros factores que en realidad no dependen de los méritos del propio interesado.

● En segundo lugar, *todos* los seres humanos **somos diferentes** y **la valía personal no es susceptible de comparación.** Mientras unos despuntan en

Encauzar las emociones

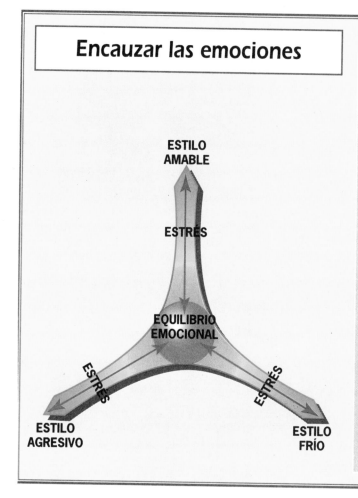

ESTILO AMABLE: Hay un tipo de personas que son extremadamente amables. Utilizan correctamente las emociones positivas, pero no saben hacer lo mismo con las negativas.

ESTILO AGRESIVO: Otros no tienen problemas en manifestar sus emociones negativas a los demás, pero parecen incapaces de transmitir las que ellos sienten como positivas.

ESTILO FRÍO: Por fin encontramos a los que son incapaces de manifestar o compartir todo tipo de emociones. Son los fríos.

La situación ideal es mantener un equilibrio entre los tres extremos, de modo que nuestras emociones las manifestemos equilibradamente, y las ajenas las recibamos de igual modo.

---

una faceta del carácter, otros tienen una buena memoria,... Lo cierto es que todos poseemos alguna característica o cualidad valiosa.

- En tercer lugar, la gente **casi nunca reconoce los logros ajenos** por su valor real; sino por muchas otras razones, como por ejemplo, si la persona es popular, si hace algo que me agrada, si otros aplauden o si yo me beneficio en algo.

De hecho, la misma multitud que aplaude un acto puede, poco después, abuchearlo. Y en cualquier caso, sólo aprueba lo que ve, y nunca aquello que no se ve, que puede ser de igual o a veces incluso de mayor valor.

3. Control del pensamiento

Después de haber estudiado un problema y haber puesto en marcha posibles soluciones, no tiene sentido redundar en él una y otra vez.

A pesar de todo, la preocupación tiende a reaparecer y a alojarse en la mente. Como consecuencia sobreviene el estrés.

¿Cómo detener este tipo de pensamiento destructivo?

Vencer los pensamientos estresantes

Roberto no se llevaba bien con su primo, aunque sus relaciones han mejorado notablemente. Se han perdonado mutuamente. Han olvidado las heridas que se produjeron en el pasado, y ahora sus relaciones son amistosas.

Hay algo que, sin embargo, sigue preocupando a Roberto: A menudo le vienen a la memoria las cosas que su primo le hizo años atrás.

Comprende que esos pensamientos no tienen razón de ser, pero no se los puede quitar de la cabeza. Cuando alberga esos pensamientos se nota el estómago contraído, la boca seca, a la vez que una especie de sentimiento de odio hacia su primo.

Roberto ha empezado a practicar el control del pensamiento, y se ha dado cuenta de que ahora es capaz de reconducir correctamente las ideas que le vienen a la cabeza.

Cuando su mente vaga por el pasado, inmediatamente detecta los indicios que lo llevarán a esos pensamientos negativos (por ejemplo, amigos de la época, o lugares que visitaron juntos). Es entonces cuando se dice a sí mismo con determinación: «¡Basta!» Y de inmediato se pone a pensar en las tareas rutinarias laborales y familiares. Así se distrae y previene el estrés que le producen los pensamientos negativos hacia su primo.

Se ofrecen a continuación cuatro pasos sencillos para controlar el pensamiento que trae consigo el estrés y la ansiedad:

- El primer paso es la **identificación** del pensamiento o pensamientos que nos crean preocupación y estrés. Por ejemplo, la cantidad excesiva de trabajo y la falta de tiempo, la enfermedad de mi padre, o la cocina que necesita reparación.

- El segundo paso es la **alerta** ante las pistas que los preceden. Generalmente, los pensamientos estresantes no vienen súbitamente y con toda su fuerza, como si nos despertásemos de una pesadilla. Suelen presentarse al final de una cadena de otros pensamientos. El sujeto tiene que hallarse apercibido de este mecanismo para sentir que el pensamiento anda cerca.

- En tercer lugar tenemos la **detención.** Es el momento en que el sujeto se dice a sí mismo y con mucha determinación:

«¡Basta!» Es bueno decirlo en voz alta, si es posible, y, sobre todo, con un deseo vehemente de no albergar ese pensamiento. Recordemos que cuanto antes se localicen los indicios del pensamiento estresante más fácil nos resultará rechazarlo.

- Después de una pequeña pausa en la que se respira profundamente viene el cuarto paso, la **distracción,** que consiste en llevar nuestra mente a otro lugar que sea positivo y edificante.

Cuando se practica el control del pensamiento, el sujeto gana mucha disciplina y le resulta fácil controlar las ideas que lo conducen al estrés o incluso a la depresión.

Hemos de insistir en el hecho de que este método no supone ignorar los problemas en vez de solucionarlos.

El control del pensamiento se utiliza cuando estamos seguros de que la preocu-

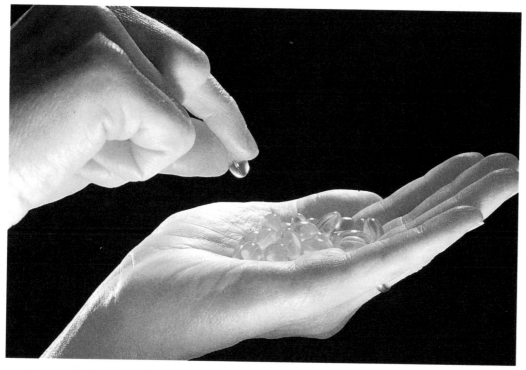

En caso de fuerte estrés, angustia o depresión, algunas personas pueden verse en la necesidad de ingerir somníferos u otros fármacos. La mayoría de esos medicamentos tienen efectos secundarios, y además pueden provocar habituación y dependencia. Deben, pues, ser tomados con precaución y siempre bajo control facultativo. Y, en todo caso, lo mejor es recurrir a los tratamiento naturales, que ofrecemos en las dos páginas que vienen a continuación de ésta.

pación no puede ayudar, bien porque se trata de una pérdida irreparable, o porque ya hemos puesto en marcha las soluciones oportunas, y estamos a la espera de los resultados.

Tratamiento médico del estrés

Fármacos

Al principio de los años cincuenta, cuando en París se investigaba un grupo de antihistamínicos, se descubrió fortuitamente la **clorpromacina**, un derivado químico que se sospechaba tenía efectos tranquilizantes mayores.

Se administró esta sustancia a pacientes esquizofrénicos cuyos síntomas eran altamente perturbadores* y éstos remitieron de forma significativa. Como resultado, los pacientes lograron tener momentos prolongados de tranquilidad que algunos no habían experimentado en años.

La clorpromacina se comercializó bajo el nombre de Largactil. Desde entonces, este fármaco, y otros producidos posteriormente, se han utilizado para calmar los síntomas de pacientes psicóticos.

* La esquizofrenia presenta los siguientes síntomas: alucinaciones, distorsiones en la percepción sensorial, hostilidad, crítica negativa a la conducta ajena, depresión y culpabilidad.

Tratamiento natural del estrés

La mejor forma de tratar el estrés es colocando a nuestro organismo en las condiciones ideales para que sea capaz de **superarlo por sí mismo.**

La mayor parte de las veces esto no se consigue mediante medicamentos ni tratamientos sofisticados, sino simplemente siguiendo un estilo de vida sano, y haciendo un empleo adecuado de los elementos que nos ofrece la naturaleza: la alimentación natural, el ejercicio físico moderado, el reposo, la recreación, y la relajación, tal como se explica en páginas anteriores.

Cuando con ello no resulte suficiente para controlar el estrés, se le puede proporcionar una ayuda extra al organismo, mediante el uso apropiado de diversos remedios naturales, de los cuales exponemos algunos en este cuadro a doble página.

Hidroterapia

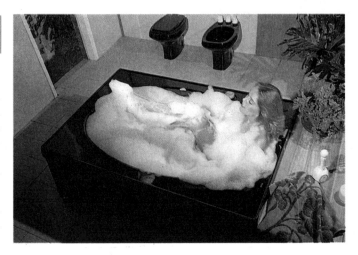

Los efectos medicinales del agua sobre el organismo suponen una acertada combinación de relajación y de estimulación. Justamente lo que se necesita en caso de estrés. Éstas son algunas de las formas de aplicar el agua:

- **Baño templado** en la bañera durante 10-15 minutos. Proporciona un efecto saludable de relajación muscular, necesario para vencer la tensión generada por el estrés. A la vez, el baño tonifica el sistema nervioso, proporcionando el equilibrio necesario para enfrentarse a las situaciones estresantes. Para aumentar el efecto del agua, se le pueden añadir sales de baño, o bien unas 5-10 gotas de esencia de lavanda o de romero.

- **Sauna:** Su duración no debe sobrepasar los 45-60 minutos. Tiene un efecto depurativo para el organismo, al aumentar la eliminación de sustancias de desecho por la piel. La sangre se limpia de impurezas y todos los órganos funcionan mejor.

  La sauna puede tener también una interesante acción tonificante, que capacita al organismo para superar el estrés, si durante la sesión se toma una ducha fría cada 15 minutos. Los cambios de temperatura caliente a fría estimulan las defensas y tonifican el sistema nervioso.

- **Talasoterapia:** La cura mediante baños en agua de mar, llamada talasoterapia, aumenta el apetito, estimula el metabolismo y mejora el funcionamiento de las glándulas de secreción interna. Unas vacaciones en el mar, con un programa de baños y de ejercicio físico, es una buena forma de superar el estrés.

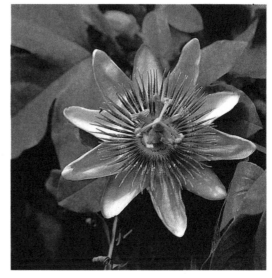

La pasionaria, llamada también flor de la pasión o granadilla, es una planta ideal para aquellos que están sometidos a tensión nerviosa. Tiene una acción ansiolítica suave (elimina la ansiedad) sin provocar adicción ni dependencia.

Plantas medicinales

Pueden aportar una ayuda suplementaria cuando los remedios citados anteriormente resultan insuficientes. Hay dos grupos de plantas útiles contra el estrés:

Tonificantes: A diferencia de los estimulantes de síntesis química, no crean adicción ni excitan el sistema nervioso. Estas plantas pueden ayudar a que el organismo se enfrente con más energía a las situaciones de estrés. Son especialmente recomendables la **ajedrea** (Satureja hortensis L.), el **ginseng** (Panax ginseng C.A. Meyer), la **menta** (Mentha piperita L.) y el **romero** (Rosmarinus officinalis L.).

Equilibrantes del sistema nervioso: Son plantas que producen una suave sedación nerviosa, haciendo que la respuesta ante situaciones estresantes sea más suave. Recomendamos las siguientes:

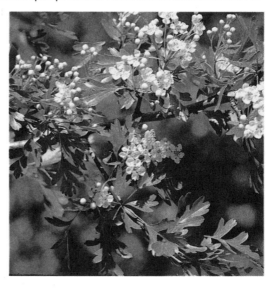

- **Espino blanco** (Crataegus monogyna Jac.): Infusión con 50 a 60 gramos de flores por litro de agua, de la que se toman 3 o 4 tazas diarias.

- **Pasionaria** (Passiflora incarnata L.): Infusión con 20 a 30 gramos de flores y hojas por litro de agua. Tomar 3 tazas diarias.

- **Valeriana** (Valeriana officinalis L.): Tiene una notable acción sedante y favorecedora del sueño. Se toman de 3 a 5 tazas diarias de infusión de su raíz.

- **Tila** (Tilia cordata Mill.): Muy útil en los casos de nerviosismo e inquietud. Se prepara una infusión con 20 a 40 gramos de flores de tila por litro de agua. Se ingieren cada día 3-4 tazas bien calientes.

De todas estas plantas se elaboran diversos preparados farmacéuticos que facilitan su ingestión.

La flor del espino blanco tiene una acción equilibradora sobre el sistema nervioso. Además, fortalece el corazón y evita las taquicardias de origen nervioso. Resulta pues muy recomendable en caso de estrés.

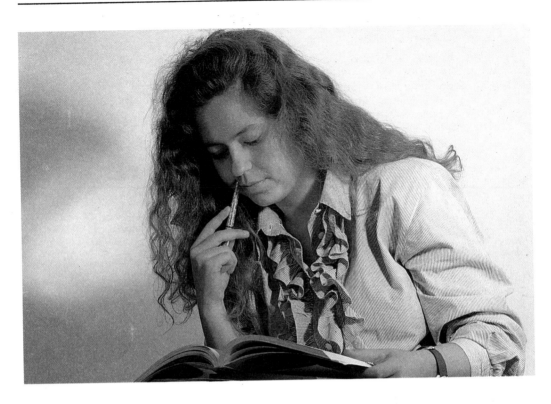

¿Llegan a curarse los pacientes psiquiátricos con éstos u otros medicamentos?

La respuesta es: No.

Existe una amplia gama de fármacos en psiquiatría, pero el propósito es el de aminorar el efecto de los síntomas más que curar la enfermedad.

¿Significa, pues, que por su incapacidad de curar hemos de desechar el tratamiento medicamentoso en todos los casos?

Tampoco.

Desde el descubrimiento de los tranquilizantes mayores y con el desarrollo de otras sustancias como los ansiolíticos, los betabloqueantes, los tranquilizantes menores, los reguladores del estado de ánimo y los antidepresivos, se han salvado muchas vidas del suicidio y se ha ayudado a infinidad de personas a poder mejorar las condiciones que facilitan la curación.

Por otra parte, no hemos de olvidar que cada vez aparecen más medicamentos tonificantes y tranquilizantes, elaborados a partir de productos naturales y plantas medicinales, y que no producen los efectos secundarios de los fármacos de síntesis química.

Por tanto, hay un lugar para el tratamiento farmacológico en los desajustes mentales, incluido el estrés.

Efectos secundarios

Una vez dicho esto, hemos de tener en cuenta que la inmensa mayoría de los medicamentos, especialmente los usados en psiquiatría, crean adicción; además de que conllevan un buen número de efectos secundarios indeseables, que varían de una sustancia a otra.

A continuación ofrecemos algunas advertencias en el uso de este tipo de tratamiento:

- El estrés es un problema que generalmente está motivado por circunstancias adversas. Para que el paciente mejore, dichas circunstancias deben variar. Por tanto, el uso de los fármacos parece solamente justificado en **casos severos** y de una **manera transitoria.**

- Los fármacos deben ser **prescritos médicamente** y tomados de acuerdo con las indicaciones facultativas. Bajo ningún concepto el paciente debe variar las dosis o las tomas sin la autorización del médico o del psiquiatra.

- Prácticamente todos los medicamentos que se toman para calmar el estrés están asociados a los siguientes **efectos secundarios:** somnolencia, disminución de reflejos, tensión baja y debilitamiento. Muchos accidentes laborales y automovilísticos están relacionados con el uso inapropiado de tranquilizantes.

- El mayor problema de este tipo de tratamientos es la **adicción.** Mientras que se toman, los medicamentos antiestrés calman al ansioso y relajan al tenso. Ahora bien, cuando se retira su administración, pueden aparecer temblores, estado general nervioso, fortísimos dolores de cabeza, náuseas e intensificación de los síntomas iniciales.

- Se sospecha de los efectos nocivos que estos medicamentos puedan tener sobre el **feto** en caso de **embarazadas** que los consuman. De hecho, se conoce la acción nociva de las **benzodiazepinas** sobre el feto, sustancias que entran en la composición de diversos tranquilizantes y relajantes de uso común. Los riesgos de dar a luz un niño con deformaciones físicas aumentan cuando se ingieren benzodiazepinas durante los tres primeros meses de embarazo.

- El uso de **alcohol,** o de otros **medicamentos,** cuando se está bajo tratamiento de fármacos antiestrés, **potencia** sus **efectos secundarios** y debe evitarse a toda costa.

- Aun cuando se tome la medicina bajo vigilancia médica, el tratamiento debe **siempre** ir acompañado de las pertinentes **medidas psicoterapéuticas,** expuestas a través de las páginas de este libro, si de veras se quiere logar una curación definitiva, en vez de, simplemente, suprimir los síntomas.

La alternativa natural

Debido a los inconvenientes de los fármacos, que siempre hay que tener en cuenta, en la actualidad se están aplicando alternativas naturales, que a nuestro juicio son las preferibles.

Ciertas plantas medicinales poseen tranquilizantes y sedantes sin efectos negativos. Los tratamientos hidroterápicos y la balneoterapia también pueden ayudar a vencer el estrés, tal como se expone en las páginas 142-143.

Y por supuesto, ya hemos visto que un régimen alimentario inadecuado puede favorece el estrés, igual que una dieta correcta fortalece nuestros cuerpo y nuestro sistema nervioso contra los envites de la tensión vital (ver el cuadro, *"Optar por lo sano"*, pág. 115, y el test *"El estrés y la dieta"*, pág. 166).

Meditación

La meditación es un estado mental que permite a la persona alejar el pensamiento de los quehaceres habituales y centrarlo con profundidad en un punto de enfoque libre de estrés.

La meditación es quizá el procedimiento más antiguo, e indudablemente uno de los más eficaces, para alcanzar la **paz mental** y contrarrestar la tensión y el estrés.

Por la simplicidad de su práctica, y por poderse llevar a cabo aisladamente, sin la necesidad de otra u otras personas, ha sido muy popular durante siglos, aunque ha perdido mucha fuerza en occidente.

La **Biblia,** desde sus registros más antiguos, ofrece ejemplos en los que sus personajes practicaban la meditación.

Precisamente, en un momento de profunda crisis espiritual y social, Dios aconsejó al pueblo hebreo: *«Meditad bien sobre vuestros caminos.»* Porque, según les decía: *«Sembráis mucho, y recogéis poco; coméis y no os saciáis; bebéis, y no quedáis satisfechos; os vestís, y no os calentáis; y el que trabaja a jornal, recibe su jornal en saco roto.»* El caso era realmente preocupante, y por eso insistió: *«Meditad sobre vuestros caminos»,* pues consideraba que era la mejor solución para su frustrante y estresante situación (Ageo 1: 5-7, versión Reina-Valera 1960/77).

El tipo de meditación que nosotros sugerimos es la que **Jesucristo** practicó. Los Evangelios registran que él pasaba largas horas en soledad, meditando y orando. Así conseguía el poder que fue el secreto de su paz y su confianza, así como de su éxito en las relaciones con los demás. Y el Maestro de Nazaret aseguraba que, todos aquellos que practiquen este tipo de meditación, obtendrán **paz mental** y **renovada energía** espiritual.

Otras religiones, especialmente las orientales, han enfatizado asimismo la meditación como forma ideal de introspección que permita alcanzar al ser humano la paz consigo mismo, así como el necesario equilibrio entre lo material y lo espiritual.

Utilidad práctica de la meditación

Es lógico que el lector ahora se pregunte: ¿Cuál es la verdadera utilidad práctica de la meditación? ¿De qué modo puede ayudar al estresado? ¿Es eficaz para prevenir y controlar el estrés?

- En primer lugar es un ejercicio mental beneficioso que conlleva el **control del pensamiento.** Los que practican la meditación de una manera habitual y siste-

mática, adquieren un gran dominio sobre lo que pasa por su conciencia, y, en última instancia, son ellos mismos los que escogen los motivos de su pensamiento.

- Segundo, la meditación trae consigo **relajación.** Meditación y tensión son incompatibles, por lo que al prevalecer la meditación sobreviene automáticamente la relajación muscular y afectiva. La meditación frecuente hace al ser humano, menos agresivo, menos ansioso y, en definitiva, más libre del estrés.

- Tercero, la meditación hace la **existencia** del ser humano **más equilibrada.** Un buen número de recientes investigaciones han comprobado que la meditación expande las funciones cerebrales hasta encontrar un equilibrio entre las funciones del hemisferio cerebral izquierdo y las del derecho. Mientras que el hemisferio izquierdo se ocupa de las funciones lógicas, matemáticas, racionales y científicas, el derecho gobierna las capacidades creativas, imaginativas y espirituales. Pues bien, la meditación tiende a compensar la posible deficiencia funcional del cerebro derecho favoreciendo un uso equilibrado de todos los aspectos mentales.

- Finalmente, la meditación ayuda al sujeto a despegarse de lo material de la vida cotidiana y tocar la **dimensión espiritual.** Los registros fisiológicos aplicados a personas en momentos de meditación, muestran que durante ésta, se regula y disminuye el ritmo respiratorio, se reduce la actividad cardíaca y se equilibran la circulación y composición sanguíneas. Además, las ondas cerebrales muestran patrones equilibrados, que sugieren la existencia de una dimensión espiritual en el ser humano favorable para la consecución de un estado de salud física y mental. Este aspecto espiritual de la existencia humana ha sido rechazado por muchas personas en nuestra civilización, sin

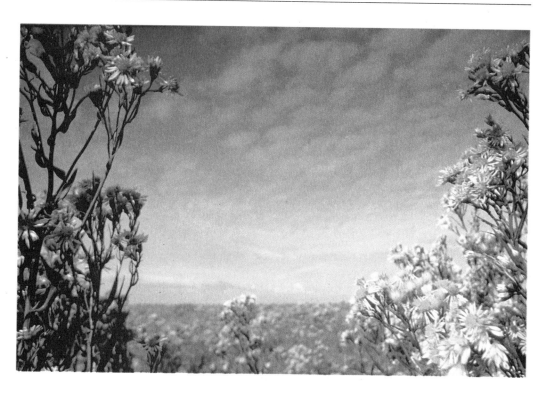

darse cuenta de que su carencia provoca un desequilibrio a la totalidad del ser.

¿Cómo meditar?

Dependiendo de los hábitos generales de vida que llevemos, nos resultará más o menos fácil practicar la meditación.

De hecho, hay muchas personas que la llevan a cabo sin darse cuenta, mientras que para otros, sometidos a continua activación de la corteza cerebral a través de los sentidos, puede resultarles más difícil.

Ofrecemos a continuación algunas sugerencias a tener en cuenta a la hora de llevar a cabo la meditación.

El lugar y el momento

Es muy importante escoger el lugar y el momento adecuados para meditar.

Lo ideal es meditar diariamente en el mismo lugar y a la misma hora.

Hay personas que prefieren las horas de la mañana, pero para otras resulta más adecuada la calma que precede a la hora de acostarse por la noche.

Dependiendo del entorno, puede hacerse en una habitación o en el exterior. De cualquier manera es necesario respetar los principios de regularidad y de silencio.

La forma

La postura de meditación debe ser cómoda, pero no demasiado.

Los métodos tradicionales sugieren sentarse en el suelo sobre una alfombra o cojín con las piernas cruzadas. Hay quienes se sienten demasiado "orientales" en esta postura. Para ellos, sería mejor sentarse rígidamente en una silla.

En cualquier caso, se trata del momento en que uno tiene que dejar a un lado las preocupaciones del día y pensar que nuestra conciencia no puede permitir interrupción alguna por causa de los problemas cotidianos.

El motivo en el que meditar

Escoger el punto de enfoque es asimismo importante. Se trata de elegir el objeto o experiencia alrededor del cual va a centrarse la meditación.

Ciertas tradiciones sugieren un *mantra* (palabra o frase corta que se repite continuamente), otras, prefieren la *mandala* (dibujo de figura geométrica sobre la que la vista se centra), y aun otras, una pared completamente blanca sobre la que concentrarse.

Nosotros sugerimos una experiencia que tiene más posibilidades de ser a la vez profunda y llena de contenido significativo: Se trata de elegir un breve pasaje de las Sagradas Escrituras como punto de enfoque de la meditación. En la página siguiente se reproducen unos versos seleccionados del Salmo 63 como muestra de los muchísimos que pueden encontrarse en la Biblia.

Concentración

Hay que centrarse en los contenidos del objeto o experiencia.

En el ejemplo del Salmo 63, se trataría de leerlo varias veces calmadamente, articulando las palabras hasta alcanzar una familiaridad con el mensaje. Después, es necesario pensar en quien lo escribió y las circunstancias que lo rodeaban.

Concretamente, David escribió estos versos en un momento de extremado estrés, cuando se encontraba en el desierto huyendo del rey Saúl, quien, motivado por comportamientos paranoicos y de envidia, trataba a toda costa de asesinar a David.

A continuación, hemos de buscar la identificación personal con el motivo de meditación.

Por ejemplo, no resulta común que alguien quiera matarnos; pero es normal que tengamos temor a perder el empleo, a enfrentarnos a cierta persona, o a que la enfermedad de nuestro ser querido se complique fatalmente.

De esta forma, repetimos en nosotros mismos la experiencia de David al decir:

«Porque has sido mi socorro, bajo la sombra de tus alas me regocijaré. Mi vida está apegada a ti, tu diestra me ha sostenido.»

Estas declaraciones ponen de manifiesto que, a pesar de las dificultades del pasado, las cosas finalmente se han resuelto y el futuro no tiene por qué verse de modo negativo.

La identificación puede producirse con varias porciones del texto, y, en todo caso, es conveniente la repetición de las frases articuladamente.

Un buen final

Después de unos veinte minutos de este ejercicio, la persona, se prepara para abandonar la actividad, lo cual se lleva a cabo de una manera tranquila y pausada.

En muchos casos, una oración personal puede poner el broche de oro a un estado mental óptimo:

«Señor, de la misma manera que David tenía necesidades, yo también las tengo. Él te pedía saciar su sed de eternidad, que sentía como el agua para la tierra seca y árida. Sus problemas debieron de ser de gran magnitud. Yo también sufro de preocupaciones y tensiones, pero confío en que, igual que libraste a David de su tragedia, puedes también ayudarme a mí a salir de la mía...»

Después de una sesión de meditación, todos nos sentimos con un estado de ánimo calmado y relajado. No nos encontramos prontos a reaccionar defensivamente, sino a buscar la paz y la armonía con nosotros mismos y con los demás.

No se pierde nada intentando llevar a cabo una sesión diaria de meditación durante varios días, y se puede ganar mucho a la hora de combatir el estrés y otros estados emocionales nocivos.

Salmo 63

de David

¡Oh Dios, tú eres mi Dios!
De madrugada te busco.
Mi alma tiene sed de ti,
mi cuerpo te anhela,
como tierra seca, agostada y sin agua.
Te he visto en el Santuario,
y contemplé tu poder y tu gloria.
Porque tu invariable amor
es mejor que la vida.
Mis labios te alabarán.
Así te alabaré durante toda mi vida,
en tu Nombre alzaré mis manos.
Mi alma quedará satisfecha
como de meollo y de grosura,
con labios de júbilo te alabará mi boca,
De ti me acuerdo en mi lecho,
medito en ti en las vigilias de la noche.
Porque has sido mi socorro,
bajo la sombra de tus alas me regocijaré.
Mi vida está apegada a ti,
tu diestra me ha sostenido.

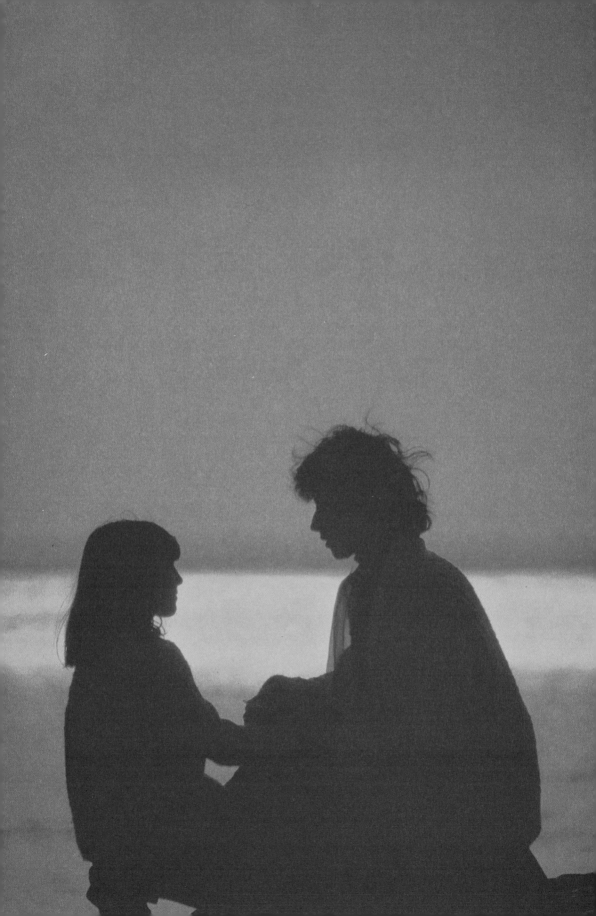

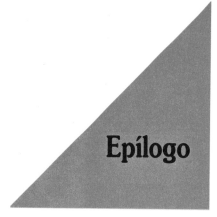

El remedio supremo

FLORA SABATINO, nacida en Florencia (Italia), tenía casi 30 años cuando conoció a Dionis Katundi, un albanés que estaba de visita en Italia en 1942. Él tenía unos veinte años más que ella, sin embargo esto no fue obstáculo para que ambos establecieran una buena amistad que acabó en el enamoramiento.

Dionis tuvo que volver a su país natal, pero un año más tarde, regresó a Italia para casarse con Flora.

Entre 1943 y 1945, mientras la segunda guerra mundial azotaba con mayor fuerza, Flora y Dionis permanecieron en Italia como refugiados pasando dificultades para sobrevivir.

Un año después de la boda nació Juan, su primer hijo; en 1947 nacería Ester, la segunda y última hija del matrimonio.

Terminada la guerra, en 1945 decidieron trasladarse a Albania. Dionis y Flora eran cristianos activos, y eso fue una de las razones de su atracción mutua inicial. Tam-

Echa sobre el Eterno tu carga, y él te sustentará.

SALMO LV, 22
NUEVA REINA-VALERA

bién fue la razón primordial por la cual decidieron ir a Albania. Este país pasaba a ser oficialmente ateo, y ellos se sintieron impelidos a vivir allí con el fin de compartir su fe y su esperanza.

Enver Hoxha, el guerrillero más activo en Albania durante la guerra, tomó el mando del país en 1945. Gobernaría dictatorialmente durante 40 años hasta su muerte en 1985.

Esta etapa fue una de las más oscuras de la historia de Albania. Durante su largo mandato Hoxha transformó su país en el más represivo de toda la Europa del este, a la vez que en el más pobre:

El sistema de gobierno albanés se propuso a toda costa erradicar cualquier forma de religión. Detuvieron a los ministros religiosos y a los representantes de todos los credos. Expropiaron iglesias, mezquitas, santuarios y sinagogas, transformando estos lugares en almacenes, gimnasios, e incluso lavabos públicos. Se prohibió el uso de los nombres cristianos y se persiguió duramente a los padres que daban a sus hijos tales nombres. Toda forma de religión o de culto fue reprimida. Los fieles de todas las creencias fueron sometidos a persecuciones, detenciones, encarcelamiento, torturas, trabajos forzados y confiscación de bienes.

Después de dos décadas de violenta lucha contra la religión, en los años sesenta,

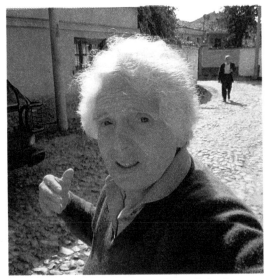

Reciente instantánea de Flora Sabatino. Una mujer, que provista de una firme y segura esperanza, supo superar las situaciones más estresantes que se pueden presentar a un ser humano.

el gobierno de Hoxha proclamó con orgullo a Albania como el único estado del mundo donde se había erradicado por completo la fe religiosa.

Como es natural, Flora y su familia sufrieron las consecuencias de la represión por causa de su fe cristiana. Tanto fue así que decidieron emigrar a los Estados Unidos, donde Dionis había vivido durante muchos años y realizado estudios de farmacia.

Cuando tenían todo preparado para el viaje, la víspera de su partida, alguien acusó a Dionis Katundi de ser un espía norteamericano. Para entonces, Juan contaba con 6 años y Ester con 3.

Detuvieron a la familia entera y encerraron a Dionis en una prisión y a Flora y a los niños en otra.

Dionis fue torturado brutalmente para que confesase crímenes que no había cometido.

A pesar de su inocencia lo condenaron a veinte años de trabajos forzados. Tanush Frasheri, en la actualidad ministro del gobierno albanés, compartió celda con Dionis Katundi. Éste es su testimonio:

«Dionis era un santo. Es la imagen que aún conservo en mi mente. Lo llegué a conocer porque estuvo en la misma celda que yo. Era un hombre bueno. Nos impresionó a todos; especialmente a los más jóvenes.

Las cosas simples y sencillas de la vida, que la naturaleza nos ofrece generosamente, son las que pueden proporcionarnos genuino gozo y paz de espíritu. Hemos de aprender a reconocerlas a nuestro alrededor, tanto en las flores, como en los seres humanos y sus obras.

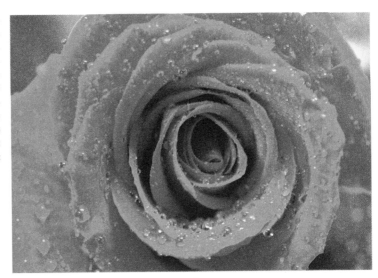

Yo entonces tenía 16 años. Cuando le traían comida, siempre la compartía con los demás. Le teníamos mucho cariño y mucho respeto. Después lo enviaron a un campo de trabajos forzados, a Shtulas. Entonces es cuando empezaron los problemas de verdad.»*

Flora volvió a ver a su marido tan sólo una vez más: en el juicio. Habían pasado unos meses y no podía reconocerlo. Dionis siempre había sido fuerte y gozado de buena salud, pero ahora su aspecto era enfermizo, el cabello se le había vuelto completamente blanco, y no le quedaban dientes. Murió de un ataque cardíaco tras cumplir dos años de condena. Durante ese tiempo fue torturado brutalmente y con regularidad por negarse a trabajar el sábado, el día que Dionis consideraba sagrado de acuerdo a sus creencias.

Flora permaneció en prisión durante 18 meses después de que le hubieran arrebatado a sus hijos al cuarto día de encarcelamiento. Durante esos meses no supo dónde estaban o si aún vivían. Sólo al final del

periodo recuperó a Ester. Juan no salió del orfanato y acabó en un hospital psiquiátrico en donde murió años más tarde. Madre e hija vivieron durante largos años en un ambiente opresivo. El gobierno, además de interceptar sistemáticamente el dinero de una pensión que les llegaba del extranjero, negó a Ester el derecho a un empleo a no ser que renunciase a sus ideas religiosas. Por otra parte, les estaba prohibido reunirse con otros cristianos o incluso poseer una Biblia. Sin embargo pudieron contemplar la caída del régimen con la muerte de Hoxha.

Flora sobrevivió, y ha podido llegar a relatar las experiencias más estresantes y angustiosas que un ser humano pueda haber vivido.

Pero, ¿qué fue lo que hizo que Flora mantuviera en buen estado su salud física y mental después de tanto sufrimiento?

Según parece, Flora ejerció una fe auténtica en Dios durante las décadas de dolor. Le solicitó las fuerzas sobrehumanas que necesitaba para salir de tanta opre-

---

* Ray Dabrowski se entrevistó personalmente con diversos supervivientes de esta experiencia. El autor de este libro le agradece la autorización para la inclusión del relato, así como la documentación que amablemente le proporcionó para la elaboración de estas páginas.

sión. Practicaba la meditación y oraba día a día, con lo que sostuvo su contacto con la Divinidad en los momentos de dolor y en los de alivio.

Por encima de todo, mantuvo viva la esperanza de que las persecuciones y las opresiones desaparecerían algún día, pues estaba convencida de que después de su muerte, en el más allá, habría salvación para ella, para su familia, y para todos los creyentes de su entorno, que, a pesar de las tremendas adversidades, se habían mantenido fieles.

Muchos textos de la Sagrada Escritura sirvieron a Flora Sabatino de apoyo en sus tribulaciones. De su Biblia italiana, que escondía como un tesoro, o de las porciones traducidas al albanés (la Biblia completa hace muy poco que acaba de ser traducida a ese idioma), pudo obtener el alimento espiritual que tanto la ayudó. No perdió su confianza, porque de continuo recurría a las promesas de liberación que figuran en las Sagradas Escrituras.

No hay duda de que los propios consejos de Jesús de Nazaret para combatir el estrés y la ansiedad hicieron a esta mujer más fuerte y más esperanzada:

«No os afanéis por vuestra vida, qué habéis de comer o beber; ni por vuestro cuerpo, qué habéis de vestir. ¿No es la vida más que el alimento, y el cuerpo más que el vestido? (...) No os afanéis por el día de mañana, que el día de mañana traerá su cuidado. Basta al día su afán» (S. Mateo 6: 25, 34).

Estas palabras resonaban con fuerza en su mente cuando necesitaba librarse de los pensamientos de angustia y ansiedad que la acechaban. Dios recompensó su esperanza de liberación y vivió para conocer tiempos de libertad.

La esperanza resulta fundamental a la hora de mantener el equilibrio y la salud mental. Y también la fe en Dios.

Con estos dos atributos, la esperanza y la fe, estaremos equipados con lo necesario para afrontar las dificultades más adversas.

No resulta fácil conservar la fe y vivir con esperanza como Flora, sobre todo después de haber padecido tanto y tan intensamente. Incluso muchos creyentes dudarían del poder divino ante una experiencia tan dolorosa. Resulta significativo, sin embargo, que las personas que ejercen una gran fe en Dios son capaces de soportar las mayores angustias y sufrimientos con una paz mental y de espíritu admirables.

Se puede pensar que Flora recibió la fortaleza necesaria por la intervención divina en respuesta a sus oraciones, o que fue por autosugestión.

Para ella, sin embargo, no cabe ninguna duda.

El apoyo que su Padre Celestial le ofreció en los momentos más duros de la vida es tan real como su propia existencia.

En el momento de publicar este libro, con cerca de 80 años, Flora mantiene viva su fe y su esperanza, y conserva un sentido de agradecimiento por su larga vida y las bendiciones recibidas a lo largo de ella.

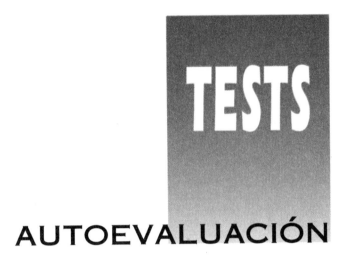

AUTOEVALUACIÓN

El socrático, y no demasiado practicado, principio de **"Conócete
a ti mismo",** *aunque parezca inalcanzable en su plenitud, es
fundamental aplicarlo en la prevención y lucha contra el estrés.
Antes de tomar medidas antiestrés conviene que averigüemos del
modo más objetivo posible, cuál es nuestro grado de estrés
personal, cuál es nuestra resistencia frente a él, y cuáles son sus
posibles causas.*

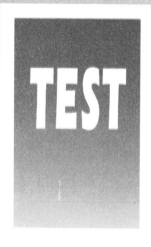

¿Cuánto estrés tengo?

Este "**Inventario**" para la evaluación del **estrés individual,** se ha planteado en el contexto de la vida normal y habitual, excluyendo las situaciones excepcionales como una guerra, una catástrofe natural o una epidemia.

Vaya anotando los puntos que usted se atribuye en cada uno de los **96** casos de los diferentes ámbitos. Realice la suma de puntos de cada uno de ellos: "**1. Estilo de vida**", "**2. Ambiente**", "**3. Síntomas**", "**4. Empleo / Ocupación**", "**5. Relaciones**", "**6. Personalidad**". El total de cada ámbito se coloca en el lugar correspondiente del recuadro de la página 159. A esos puntos **se añaden** los propios de dicho recuadro. La "**Puntación total**" le dará el grado de estrés que usted tiene en este momento. A continuación "**Localice su zona de estrés en el gráfico**" de la página 160, y ya puede sacar sus propias consecuencias.

Para que la puntuación sea válida, usted tiene, por supuesto, que responder a todo con absoluta sinceridad.

INVENTARIO DEL ESTRÉS

1. ESTILO DE VIDA

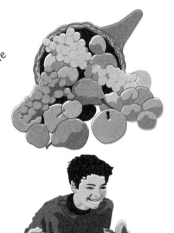

	Nunca	Casi nunca	Frecuentemente	Casi siempre
1. Duermo un número de horas adecuado a mis necesidades	3	2	1	0
2. Como a horas fijas	3	2	1	0
3. Cuando estoy nervioso tomo tranquilizantes	0	1	2	3
4. Para ocupar mi tiempo libre veo la televisión o el vídeo	0	1	2	3
5. Hago ejercicio físico de forma regular	3	2	1	0
6. Como con prisa	0	1	2	3
7. De los alimentos ricos en colesterol (huevos, hígado, queso, helados) como cuanto me apetece	0	1	2	3
8. Consumo frutas y verduras abundantemente	3	2	1	0
9. Bebo agua fuera de las comidas	3	2	1	0
10. Como entre horas	0	1	2	3
11. Desayuno abundantemente	3	2	1	0
12. Ceno poco	3	2	1	0
13. Fumo	0	1	2	3
14. Tomo bebidas alcohólicas	0	1	2	3
15. En mi tiempo libre busco la naturaleza y el aire puro	3	2	1	0
16. Practico un "hobby" o afición que me relaja	3	2	1	0

Total ESTILO DE VIDA .... ____

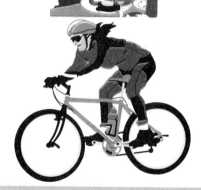

2. AMBIENTE

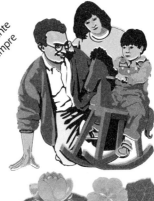

	Nunca	Casi nunca	Frecuentemente	Casi siempre
17. Mi familia es bastante ruidosa	0	1	2	3
18. Siento que necesito más espacio en mi casa	0	1	2	3
19. Todas mis cosas están en su sitio	3	2	1	0
20. Disfruto de la atmósfera hogareña	3	2	1	0
21. Mis vecinos son escandalosos	0	1	2	3
22. Suele haber mucha gente en la zona donde vivo	0	1	2	3
23. Mi casa está limpia y ordenada	3	2	1	0
24. En mi casa me relajo con tranquilidad	3	2	1	0
25. Mi dormitorio se me hace pequeño	0	1	2	3
26. Siento como si viviésemos muchos bajo el mismo techo	0	1	2	3
27. Cuando contemplo la decoración de mi casa me siento satisfecho/a	3	2	1	0
28. Considero mi casa lo suficientemente amplia para nuestras necesidades	3	2	1	0
29. En mi barrio hay olores desagradables	0	1	2	3
30. La zona donde vivo es bastante ruidosa.	0	1	2	3
31. El aire de mi localidad es puro y limpio	3	2	1	0
32. Las calles y los jardines de mi barrio están limpios y cuidados	3	2	1	0

Total AMBIENTE .... ____

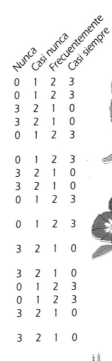

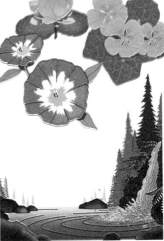

3. SÍNTOMAS

	Nunca	Casi nunca	Frecuentemente	Casi siempre
33. Sufro de dolores de cabeza	0	1	2	3
34. Tengo dolores abdominales	0	1	2	3
35. Hago bien las digestiones	3	2	1	0
36. Voy regularmente de vientre	3	2	1	0
37. Me molesta la zona lumbar	0	1	2	3
38. Tengo taquicardias	0	1	2	3
39. Estoy libre de alergias	3	2	1	0
40. Tengo sensaciones de ahogo	0	1	2	3
41. Se me agarrotan los músculos del cuello y de la espalda	0	1	2	3
42. Tengo la tensión sanguínea moderada y constante	3	2	1	0
43. Mantengo mi memoria normal	3	2	1	0
44. Tengo poco apetito	0	1	2	3
45. Me siento cansado y sin energía	0	1	2	3
46. Sufro de insomnio	0	1	2	3
47. Sudo mucho (incluso sin hacer ejercicio)	0	1	2	3
48. Lloro y me desespero con facilidad.	0	1	2	3

Total SÍNTOMAS .... ____

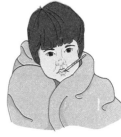

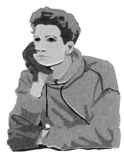

4. EMPLEO / OCUPACIÓN

	Nunca	Casi nunca	Frecuentemente	Casi siempre
49. Mi labor cotidiana me provoca mucha tensión...	0	1	2	3
50. En mis ratos libres pienso en los problemas del trabajo	0	1	2	3
51. Mi horario de trabajo es regular	3	2	1	0
52. Mis ocupaciones me permiten comer tranquilamente en casa	3	2	1	0
53. Me llevo trabajo a casa para hacerlo por las noches o los fines de semana	0	1	2	3
54. Practico el pluriempleo	0	1	2	3
55. Cuando trabajo se me pasa el tiempo volando. .	3	2	1	0
56. Me siento útil y satisfecho con mis ocupaciones	3	2	1	0
57. Tengo miedo a perder mi empleo	0	1	2	3
58. Me llevo mal con mis compañeros/as de trabajo	0	1	2	3
59. Mantengo muy buenas relaciones con mi jefe ..	3	2	1	0
60. Considero muy estable mi puesto	3	2	1	0
61. Utilizo el automóvil como medio de trabajo	0	1	2	3
62. Me olvido de comer cuando estoy tratando de terminar alguna tarea	0	1	2	3
63. Me considero capacitado para mis funciones	3	2	1	0
64. Tengo la impresión de que mi jefe y/o familia aprecian el trabajo que hago	3	2	1	0

Total TRABAJO / OCUPACIÓN .... ____

5. RELACIONES

	Nunca	Casi nunca	Frecuentemente	Casi siempre
65. Disfruto siendo amable y cortés con la gente	3	2	1	0
66. Suelo confiar en los demás	3	2	1	0
67. Me siento molesto/a cuando mis planes dependen de otros	0	1	2	3
68. Me afectan mucho las disputas	0	1	2	3
69. Tengo amigos/as dispuestos/as a escucharme ..	3	2	1	0
70. Me siento satisfecho de mis relaciones sexuales	3	2	1	0
71. Me importa mucho la opinión que otros tengan de mí	0	1	2	3
72. Deseo hacer las cosas mejor que los demás	0	1	2	3
73. Mis compañeros/as de trabajo son mis amigos/as	3	2	1	0
74. Tengo la paciencia de escuchar los problemas de los demás	3	2	1	0
75. Pienso que mi esposo/a tiene mucho que cambiar para que la relación sea buena (para los no casados: novio/a o amigo/a íntimo/a)	0	1	2	3
76. Hablo demasiado	0	1	2	3
77. Al disentir con alguien me doy cuenta de que pronto empiezo a levantar la voz	0	1	2	3
78. Siento envidia porque otros tienen más que yo .	0	1	2	3
79. Cuando discuto con alguien pienso en lo que voy a decir mientras el otro habla	0	1	2	3
80. Me pongo nervioso cuando me dan órdenes	0	1	2	3

Total RELACIONES .... ____

6. PERSONALIDAD

	Nunca	Casi nunca	Frecuentemente	Casi siempre
81. Me siento generalmente satisfecho de mi vida ..	3	2	1	0
82. Me gusta hablar bien de la gente	3	2	1	0
83. Me pone nervioso/a cuando alguien conduce su automóvil despacio delante de mí ..	0	1	2	3
84. Cuando hay cola en una ventanilla o establecimiento me marcho	0	1	2	3
85. Suelo ser generoso/a conmigo mismo/a a la hora de imponerme fechas tope	3	2	1	0
86. Tengo confianza en el futuro	3	2	1	0
87. Aun cuando no me gusta, tiendo a pensar en lo peor	0	1	2	3
88. Me gusta hacer las cosas a mi manera y me irrito cuando no es posible	0	1	2	3
89. Tengo buen sentido del humor	3	2	1	0
90. Me agrada mi manera de ser	3	2	1	0
91. Me pone nervioso si me interrumpen cuando estoy en medio de alguna actividad	0	1	2	3
92. Soy perfeccionista	0	1	2	3
93. Pienso en los que me deben dinero	0	1	2	3
94. Me pongo muy nervioso cuando me meto en un atasco automovilístico	0	1	2	3
95. Me aburro pronto de las vacaciones y quiero volver a la actividad "productiva"	0	1	2	3
96. Tengo miedo a que algún día pueda contraer alguna enfermedad fatal, como el cáncer	0	·1	2	3

Total PERSONALIDAD .... ____

Sexo* .... varón ❑   mujer ❑

Edad* .... _____ años

Estado civil*   casada/o ❑   soltera/o ❑
                viuda/o ❑   otro ❑

Calcule su puntuación

I Anote los puntos de cada ámbito

1. ESTILO DE VIDA .... ____
2. AMBIENTE .... ____
3. SÍNTOMAS .... ____
4. TRABAJO .... ____
5. RELACIONES .... ____
6. PERSONALIDAD .... ____

II Anótese 3 puntos si usted...

Tiene entre 35 y 60 años .... ____
Es separado/a o divorciado/a .... ____
Vive en una ciudad grande .... ____

Tiene en casa tres hijos o más .... ____
Está desempleado/a .... ____

III Anótese 2 puntos si usted...

Tiene entre 25 y 34 años .... ____
Es soltero/a o viudo/a .... ____
Vive en una ciudad pequeña .... ____
Tiene en casa uno o dos hijos .... ____
Su trabajo es temporal .... ____

PUNTUACIÓN TOTAL .... ____

Y ahora, según la puntuación total obtenida, vea en que zona de estrés se encuentra usted en el gráfico de la página siguiente.

* Estos datos pueden incluirse si este test se realiza a modo de **encuesta,** por ejemplo en un **"Plan de 5 Días para Controlar el Estrés"**. Al conocer estos datos de todos los encuestados, se pueden evaluar los resultados por sectores de población, y con ello sacar conclusiones de interés general.

Localice su zona de estrés en el gráfico

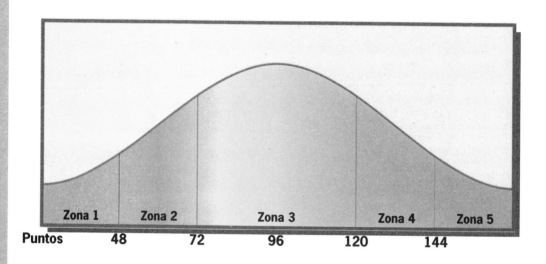

Zona 1	Zona 2	Zona 3	Zona 4	Zona 5

Puntos   48   72   96   120   144

¿Qué representa cada zona?

Zona 1

Su nivel de estrés es peligrosamente pobre. Necesita poner un poco de chispa en su vida para alcanzar los logros que se esperan de su capacidad.

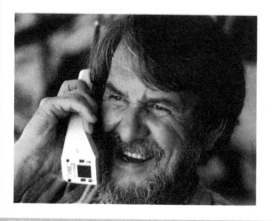

Zona 2

Disfruta usted de un nivel bajo de estrés. Esto puede deberse a una naturaleza tranquila y apacible acompañada de un ambiente favorable. La suya es una situación saludable y alejada de riesgos de infartos, úlceras y otras enfermedades asociadas al estrés. A pesar de todo, también es posible que esté usted rindiendo muy por debajo de su capacidad y quizá necesite, de vez en cuando, un reto que le haga esforzarse más.

Zona 3

Ésta es la zona normal del estrés. La mayoría de las personas se encuentra en este nivel. A veces hay tensiones, y, otras veces, momentos de relajación. Es necesaria una cierta tensión para conseguir algunas metas; pero el estrés no es permanente, sino que se ve compensado por periodos de tranquilidad. Estas alternancias forman parte del equilibrio humano. Al ser ésta una zona amplia, la puntuación puede estar cerca de los límites. Si su puntuación está muy cerca del límite superior, como medida de prudencia considérese, al menos parcialmente, en la zona 4.

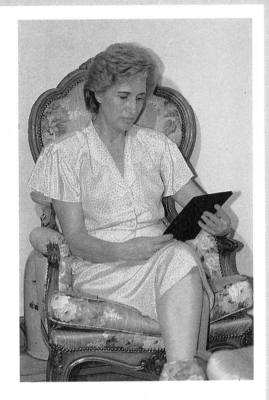

Zona 4

El estrés en esta zona se considera elevado. Está usted recibiendo un aviso claro y contundente de peligro. Examine cuidadosamente cada uno de los ámbitos de su vida, con el fin de ver qué problemas necesitan una solución más urgente. Ahora es el momento de prevenir trastornos psicológicos mayores, como la depresión, la ansiedad o la pérdida de facultades mentales, o de evitar complicaciones en el aparato digestivo y en el circulatorio. Intente atajar el problema desde diferentes perspectivas: la dieta, el ejercicio físico, la relajación, el apoyo personal en alguien de confianza. Adopte una actitud positiva y procure ser amable con todos.

Zona 5

Esta zona se considera peligrosa. Si usted alcanza una puntuación superior a 144 puntos, se encuentra en un grupo reducido de personas muy estresadas y con múltiples problemas que requieren atención inmediata. Por tanto, tómese en serio el salir de esta situación antes de que sea demasiado tarde. Busque ayuda. Hay situaciones que uno no puede afrontar por sí solo y necesita el apoyo de algún amigo/a íntimo/a, familiar, o incluso profesional de la salud mental. Si le es posible, cambie de actividad durante unos días y aplique tantas técnicas y estrategias antiestrés como le resulte posible.

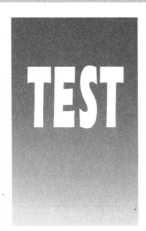

TEST

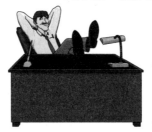

¿Es sedentario mi estilo de vida?

Para realizar este test usted tiene que anotar las **horas** o la **fracción decimal** de hora (por ejemplo: 30 minutos = 0,5; 1 hora 30 minutos = 1,5) y multiplicarlo por el factor de conversión correspondiente a cada actividad cotidiana.

Todos los tiempos anotados por usted tienen necesariamente que sumar **24 horas.*** La suma de todas las cantidades de la columna de la derecha, le permitirá saber qué grado de sedentarismo es el que le corresponde a usted.

Anote el tiempo que usted pasa diariamente...

Durmiendo

Sueño nocturno, siesta u otros ...._____ x 0,8 = _____

Sentada/o

Trabajo de despacho, conducción,

transporte público, comiendo, descansando,

viendo la televisión, leyendo, etcétera .... _____ x 1,5 = _____

De pie

Aseo personal, espera, transporte

público, trabajo en mostrador, etcétera .... _____ x 2 = _____

Caminando a 2-3 km/h (paseo relajado) .... _____ x 3 = _____

Caminando a 4-5 km/h (paseo ligero) .... _____ x 4 = _____

Caminando a 6-7 km/h (paseo a marcha rápida) .... _____ x 5 = _____

Realizando actividades caseras

Barrer, fregar, quitar el polvo,

trabajos ligeros de bricolaje, etcétera .... _____ x 3 = _____

Haciendo trabajos de actividad física moderada

Carpintero, electricista, pintor, etcétera .... _____ x 4 = _____

Haciendo trabajos de actividad física intensa

Agricultor, leñador, albañil, etcétera .... _____ x 5 = _____

Practicando ejercicio físico o deportes rítmicos

Carrera, natación, gimnasia,

ciclismo moderado, etcétera .... _____ x 7 = _____

Practicando deportes intensivos

Natación, atletismo, ciclismo
intenso, tenis, etcétera .... _____ x 8 = _____

Practicando deportes de competición

Fútbol, baloncesto, balonmano, etc. .... _____ x 9 = __

TOTAL **24***

Adaptado de "Controlling Stress and Tension"
(Control del estrés y la tensión) de Daniel Girdano y George Everly

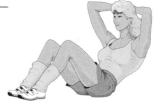

Puntuación

menos de 30: A no ser por causa de impedimento físico, tiene usted una **necesidad urgente de ejercicio.**

30-40: Su vida es sedentaria. Combata este problema. Haga algún tipo de **ejercicio físico con regularidad y con una intensidad apropiada** a sus posibilidades.

41-50: Su vida es moderadamente activa y se está usted beneficiando de ello. Si es usted **menor de 30 años puede aumentar** en parte la actividad física, si lo desea. Si es **mayor de esa edad, continúe en la misma línea.** Lo ganará en salud.

más de 50: Está usted bien entrenado/a. No necesita aumentar su rendimiento físico.

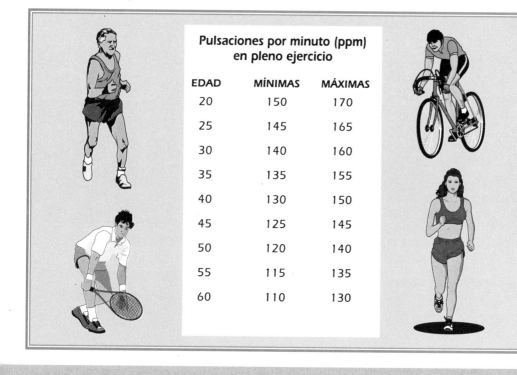

Pulsaciones por minuto (ppm) en pleno ejercicio

EDAD	MÍNIMAS	MÁXIMAS
20	150	170
25	145	165
30	140	160
35	135	155
40	130	150
45	125	145
50	120	140
55	115	135
60	110	130

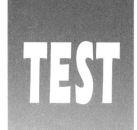

Escala de reajuste social

Elija y anote el valor promedio de los acontecimientos que haya usted experimentado durante los **últimos 12 meses.** Súmelos y averigüe qué probabilidades tiene usted de contraer alguna enfermedad, según el baremo que se ofrece en la página siguiente.

Escala de intensidad	Acontecimiento	Valor promedio
1	Muerte del cónyuge	100
2	Divorcio	73
3	Separación matrimonial	65
4	Encarcelamiento	63
5	Muerte de familiar cercano	63
6	Accidente o enfermedad grave	53
7	Boda	50
8	Pérdida del empleo	47
9	Reconciliación conyugal	45
10	Jubilación	45
11	Enfermedad en la familia	44
12	Embarazo	40
13	Problemas sexuales	39
14	Nuevo miembro en la familia	39
15	Reajuste profesional	39
16	Cambio del nivel económico	38
17	Muerte de un/a amigo/a íntimo/a	37
18	Cambio de actividad en el trabajo	36
19	Disputas con el cónyuge	35
20	Adquisición de deuda hipotecaria	31
21	Falta de pago de préstamo	30
22	Cambio de función en el trabajo	29

23	Marcha de un hijo o hija	29
24	Problemas con los suegros	29
25	Logro personal importante	28
26	Comienzo/cese del trabajo del cónyuge	26
27	Comienzo/final del curso escolar	26
28	Cambio de condiciones de vida	25
29	Reajuste de hábitos personales	24
30	Disputa con el jefe	23
31	Cambio de horario	20
32	Cambio de domicilio	20
33	Cambio de colegio	20
34	Cambio de actividad recreativa	19
35	Cambio de actividad eclesiástica	19
36	Cambio de actividad social	18
37	Adquisición de pequeño préstamo	17
38	Cambio de horas de sueño	16
39	Cambio en las reuniones de familia	15
40	Cambio de hábitos alimentarios	15
41	Vacaciones	13
42	Navidades	12
43	Infracción legal menor	11

Puntuación obtenida

150 o menos: SIN PROBLEMAS
significativos

150-199: CRISIS LEVE
33% de posibilidades de
contraer una enfermedad

200-299: CRISIS MODERADA
50% de posibilidades de
caer enfermo

300 o más: CRISIS INTENSA
80% de posibilidades de
sufrir una enfermedad

**El total de puntos corresponde a la
acumulación de un año completo.**

A pesar de la relatividad personal y cultural de los acontecimientos descritos en esta lista, muchas personas se han beneficiado de esta "Escala de ajuste social" elaborada por los doctores Richard H. Rahe y Thomas H. Holmes. Nótese que **ciertos eventos considerados positivos** (el matrimonio, un logro personal importante, o incluso irse de vacaciones) **también generan estrés.**

Algunos psicólogos usan esta tabla adaptándola, y así atribuyen a la **infidelidad del cónyuge** una puntuación semejante a la separación matrimonial o el divorcio. Obsérvese, por ejemplo, que el **cambio de actividad eclesiástica** de un europeo promedio resulta poco significativa, pues los autores hicieron su estudio en un medio eminentemente protestante, donde los laicos tienen un gran protagonismo en la vida de las comunidades eclesiásticas.

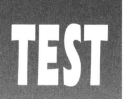

EL ESTRÉS Y LA DIETA

Una alimentación adecuada contribuye al control
y superación del estrés
(ver el cuadro "Optar por lo sano", pág. 115)

¿Qué me falta?

SÍNTOMAS	POSIBLE CARENCIA	ALIMENTOS INDICADOS
Piel deshidratada Mucosa bucal muy sensible	vitaminas A y C, ácido linoleico	zanahorias, espinacas, acelgas, naranjas, fresas, kiwis, frutos secos
Irritabilidad / Depresión	glucosa, proteínas, carbohidratos	cereales integrales, frutas, legumbres, patatas
Fatiga	hierro, vitamina B_{12}, yodo	legumbres, frutos secos, soja, espirulina, levadura de cerveza, sal marina, algas, productos lácteos

¿Qué me sobra?

SÍNTOMAS	POSIBLE EXCESO	LO INDICADO ES
Cansancio, depresión e irritabilidad	azúcar refinado: pasteles, chocolate, helados, etc.	fruta, uva, ciruelas pasas, higos secos, miel con moderación,…
Decaimiento, sensación de letargo	grasas saturadas: carne, mantequilla, queso curado	soja y sus derivados, productos lácteos descremados
Nerviosismo, tensión alta	sal	usarla con moderación
Baja capacidad mental, falta de coordinación motriz, depresión	bebidas alcohólicas	agua, zumos de fruta naturales
Irritabilidad, nerviosismo, alteraciones cardíacas	cafeína	tisanas, extractos solubles de cereales, malta

APLICACIÓN PRÁCTICA
DE LAS
TÉCNICAS DE
CONTROL DEL ESTRÉS

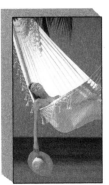

No pretendemos, desde luego, que se pueda resolver, en tan sólo cinco días, lo que en casi todos los casos se ha estropeado en el curso de largos años, como consecuencia de haber practicado un estilo de vida inapropiado.

Por eso, lo que el **PLAN DE 5 DÍAS PARA CONTROLAR EL ESTRÉS** pretende, es enseñarle a conocerse mejor usted mismo. Con ello esperamos que compruebe, de forma personal, los grandes beneficios que se pueden obtener de unas cuantas sencillas reglas, que aplicadas con fidelidad, nos encaminan hacia un **NUEVO ESTILO DE VIDA,** más natural y saludable, tanto para el cuerpo como para la mente y el espíritu.

Al final del **PLAN** tiene usted una síntesis de todos los consejos y enseñanzas de la obra en sólo dos páginas. Le aconsejamos que, después de llevar a cabo este **PLAN DE 5 DÍAS,** durante dos o tres meses, todos los días, por la mañana y por la noche dedique unos minutos a revisar esas dos páginas. Y después, cuando ya tenga interiorizados esos principios, cada vez que usted note que se está estresando, ponga este libro en su mesita de noche, y vuelva a revisar diariamente, durante todo el tiempo que haga falta, el **"Repaso general en dos... páginas"** (págs. 180-181).

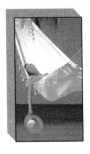

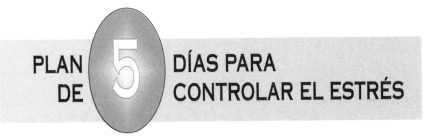

PLAN DE 5 DÍAS PARA CONTROLAR EL ESTRÉS

Este PLAN es un intento de atajar el problema del estrés desde diversas perspectivas. Por su carácter integral, pretende incidir sobre todas las dimensiones humanas durante cada día completo. De modo que el lector necesita hacerse a la idea de que es un PLAN DE 5 DÍAS abarcante, y que requiere una planificación cuidadosa. Por tanto conviene que antes de iniciarlo lea con atención los consejos e indicaciones generales de esta página y la siguiente. Si usted sigue los consejos e indicaciones del PLAN, y procura aplicarlos fielmente, puede estar seguro de conseguir los mejores y más duraderos resultados, que le permitirán alcanzar una mejor calidad de vida.

INDICACIONES GENERALES
PARA LA REALIZACIÓN
DEL
PLAN DE 5 DÍAS PARA CONTROLAR EL ESTRÉS

Las actividades y prácticas que le proponemos, requieren la máxima atención por parte de usted. Planifíquese bien y no escatime el tiempo necesario para seguir correctamente este **PLAN DE 5 DÍAS.**

Primero conviene que complete el **test** "CUÁNTO ESTRÉS TENGO" (págs. 156-161) y observe el ámbito de puntuación más alta (*"Estilo de vida", "Ambiente", "Síntomas", "Trabajo"*, etc.), para luego aplicar nuestros consejos a ese aspecto especialmente.

Todos los días comienzan con la expresión: **LEVÁNTESE TEMPRANO.** Esto quiere decir **una hora antes** de lo habitual. Para conseguirlo, hay que acostarse también temprano, y, por consiguiente, renunciar a ciertas actividades, como quedarse hasta tarde viendo la televisión.

El **ejercicio físico** debe practicarse progresivamente y con cautela, sobre todo las personas mayores de cuarenta años o con alguna enfermedad. Quien no haya practicado ejercicio físico con regularidad, conviene que consulte con su médico.

La **alimentación** es un factor importante en el estrés. Una dieta antiestrés no puede incluir picantes, exceso de sal o de azúcar, carnes rojas, grasas animales, grasas vegetales en exceso, bebidas alcohólicas ni café o mate. También está contraindicado el tabaco. Un buen **desayuno** es de especial importancia (ver págs. 113-118, 166).

Los **tranquilizantes** no son recomendables, a no ser que se tomen bajo la supervisión del médico o psiquiatra (págs. 141-145).

ACTIVIDADES DIARIAS

TÓMESELO POR EL LADO POSITIVO: Con el **PENSAMIENTO DEL DÍA** en mente, usted necesita hacerse el propósito de afrontar las dificultades con una actitud positiva, razonable y equilibrada. Esta decisión ha de hacerse **antes de salir de casa.**

PLANIFIQUE LA JORNADA. Antes de comenzar la jornada laboral, han de anotarse las actividades previstas, poniendo especial atención en no sobrecargarla (págs. 121-122, 123).

AMP (ACTITUD MENTAL POSITIVA): Cada vez que note un cambio en su estado de ánimo o en su forma de ver los problemas anote en una hoja o cuadernito (ver modelo pág. 182), **AMP** "ALTA", "MEDIA" o "BAJA". Anote también el hecho, pensamiento o persona que lo ha producido. Esto resulta de gran valor para evitar problemas y encarar soluciones.

"CITA HORARIA CONMIGO MISMA/O": Durante estos cinco días, **cada hora** debe dedicar tres o cuatro minutos a pensar en cómo está llevando a cabo el **PLAN** (programe la alarma de su reloj para que no se le olvide). Durante ese ratito, **respire** profundamente varias veces y **anote** el grado de **AMP** que está usted experimentando.

LEER Y COMPRENDER: Páginas de este libro que conviene repasar con atención.

RELAJACIÓN. Resulta indispensable. Siga cuidadosamente las indicaciones del texto (págs. 130-133) y del cuadro (págs. 128-129).

MEDITACIÓN. También la meditación aporta un factor importantísimo para librarse del estrés (págs. 145-149).

REPASO FINAL DIARIO. Analice y evalúe la jornada, y planifique la siguiente utilizando la experiencia previa como base. Para ello consulte las **anotaciones** de **AMP** de sus hojas o cuaderno.

PALABRA CLAVE

RELAJACIÓN / RESPIRACIÓN: *¿Las he practicado hoy? ¿Cómo me siento al practicarlas? ¿Las he realizado correctamente?* (págs. 128-134).

EJERCICIO: *¿He hecho la **cantidad adecuada**? ¿Puedo mantener el ritmo marcado? ¿Cómo me siento antes? ¿Y después?*

PENSAMIENTO: *¿He puesto en práctica la técnica de **control de los pensamientos** ansiosos o estresantes para evitarlos? ¿Cómo puedo mejorarla?* (págs. 137, 140). *¿Me está ayudando la **meditación**?*

OTROS (OTRAS PERSONAS): *¿Cómo influyen los demás sobre mi estrés? ¿Quiénes son los que me ayudan a conseguir un estado de ánimo positivo? ¿Quiénes contribuyen al negativo? ¿Qué puedo hacer para **equilibrar** mis relaciones personales y liberarme del estrés que me producen?*

SILENCIO: *¿He conseguido encontrar un lugar silencioso para practicar la **relajación** y la **meditación**?*

AGUA / ALIMENTACIÓN: *¿He tomado agua en abundancia fuera de las comidas? ¿Me he duchado hoy? ¿Estoy tomando el **desayuno** adecuado? ¿Consumo **cereales integrales** todos los días? ¿Consumo una buena cantidad de **verduras, hortalizas** y **fruta?** ¿He evitado los productos **excitantes** e **indigestos**? ¿Ingiero una cantidad prudente de **grasa** vegetal? ¿He comido **despacio y masticado bien** los alimentos? ¿Cuáles son los hábitos que me conviene **mejorar**? ¿Cómo afectan mis hábitos en el comer y beber a mi bienestar general, y a mi nivel de estrés?* (págs. 113-118).

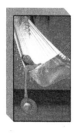

PENSAMIENTO DEL DÍA

¡Soy dueño de mi conducta!

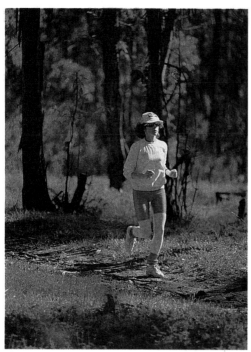

Empezar bien el día

LEVÁNTESE TEMPRANO y concentrése durante unos instantes en el **PENSAMIENTO DEL DÍA**: «*Hoy **he decidido** que voy a ser dueño de mis actos; así que intentaré, en todo momento, actuar y no reaccionar.*»

Ejercicio suave al aire libre: gimnasia, ciclismo, natación, golf, *footing*,... o simplemente un paseo. No realice un esfuerzo excesivo si no está acostumbrado.

Dúchese con agua tibia, y luego fría.

Tome un **desayuno** sano y completo: cereales integrales, leche descremada, pan integral, fruta fresca, zumo de fruta natural...

TÓMESELO POR EL LADO POSITIVO: Prepárese para el desplazamiento hasta el trabajo, y para toda la jornada laboral. Usted es dueño de su conducta y puede comportarse con tranquilidad, tanto si conduce su propio vehículo como si usa el transporte público colectivo.

En el trabajo

PLANIFIQUE LA JORNADA: Anote las tareas del día con las correspondientes horas. Sea generoso en el tiempo, ya que siempre pueden surgir imprevistos.

Antes de angustiarse, **preocúpese constructivamente:** revise los cuadros **"Cómo liberarse de las preocupaciones"** (pág. 137) y **"Vencer los pensamientos estresantes"** (pág. 140).

Beba **agua** en abundancia.

No olvide algo muy importante, la **"CITA HORARIA CONMIGO MISMA/O":**

Analice su **nivel de AMP**: "ALTA", "MEDIA" o "BAJA", y anótelo.

Respire profundamente. Repita mentalmente el **PENSAMIENTO DEL DÍA. Sonría,** por favor.

Tanto si usted come en el trabajo, como si va a casa a **comer** al mediodía, olvídese de su actividad laboral y de sus preocupaciones. Coma **despacio, mastique bien,** y **disfrute** del momento. **No hable de cuestiones** que le resulten **desagradables.** La comida debe componerse de una ensalada fresca, legumbres (soja, garbanzos, lentejas, judías o fríjoles) y hortalizas cocinadas, y algún cereal integral (arroz, trigo, avena) o patatas (papas).

Evite el café, el mate, el tabaco y las bebidas alcohólicas.

Durante toda la jornada laboral trate de mantener el **buen humor**.

En casa

LEER Y COMPRENDER: "¿QUÉ ES EL ESTRÉS?" (págs. 18-28) ¿Cómo afecta **a mi** conducta?

No se salte la "**CITA HORARIA CONMIGO MIS-MA/O**".

Analice su **AMP**. Repita el **PENSAMIENTO DEL DÍA. Respire** profundamente.

Mantenga su entorno **limpio** y **ordenado**. Dedique algo de tiempo a **organizar** su casa y sus cosas. Puede hacerlo mientras escucha música melódica. El resultado proporcionará satisfacción personal y un ambiente favorable.

Cultive las **relaciones familiares o de amistad** (más información en el día 3).

La **cena** debe ser **ligera,** e ingerida **dos horas antes de acostarse,** en un **ambiente distendido y grato:** sopa, queso fresco, pan integral tostado y una pieza de fruta; o mejor, simplemente fruta fresca y algún producto lácteo descremado.

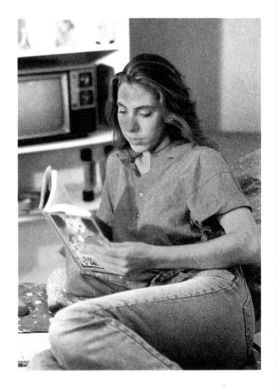

Después dedíquese a la **MEDITACIÓN** otros 20 minutos, o simplemente **guarde silencio** concentrándose en pensamientos que le resulten placenteros y tranquilizadores.

A solas

Resérvese un tiempo para estar usted en exclusiva: **Es fundamental.**

Busque un lugar tranquilo y silencioso, donde nadie lo interrumpa. Es necesario que se cumplan todas estas condiciones para poder seguir a continuación con la **RELAJACIÓN** y la **MEDITACIÓN**:

Practique la **RELAJACIÓN** durante unos 20 minutos. No se preocupe si al principio le resulta algo difícil de conseguirla de manera completa.

Repaso final diario

Dé un repaso a sus anotaciones de los distintos niveles de **AMP** a lo largo de la jornada.

Examine sus **fuentes personales de estrés** y las **circunstancias** o **actividades que lo alivian.**

Compruebe si ha cumplido con todos los aspectos, o al menos con la mayor parte, de los que incluye la **PALABRA CLAVE...**

R	E	P	O	S	A
Relajación Respiración	Ejercicio	Pensamiento positivo	Otros	Silencio	Agua Alimentación

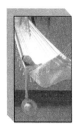

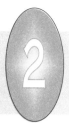

¡Soy dueño de mis pensamientos!

Empezar bien el día

LEVÁNTESE TEMPRANO.

PENSAMIENTO DEL DÍA: *«Hoy **me he propuesto** ser dueño de mis pensamientos.»*

Ejercicio al aire libre. Aumente ligeramente la intensidad con respecto al día anterior.

Dúchese con agua tibia y acabe con fría.

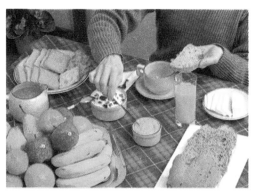

Tome un **desayuno** sano y completo: pan integral, queso tierno, paté vegetal, fruta, zumo,...

TÓMESELO POR EL LADO POSITIVO: Propóngase rechazar los **pensamientos** que le provocan estrés.

En el trabajo

PLANIFIQUE LA JORNADA: Relea la nota correspondiente del día 1.

AMP: Si ha de **preocuparse,** hágalo **constructivamente** (pág. 135).

Recuerde tomar **agua** en abundancia, por dentro y por fuera.

No se olvide de su **"CITA HORARIA CONMIGO MISMA/O".**

Si en algún momento se nota tenso, haga una pausa y practique la **autoinstrucción** (pág. 133). A diferencia de la relajación, la autoinstrucción puede practicarse en cualquier lugar, incluso al volante del automóvil.

Al mediodía recuerde los consejos de ayer. Tome su **almuerzo** (comida del mediodía) despacio, disfrutando, y **evite los tóxicos** (café, té, mate, tabaco, alcohol).

En cualquier momento del día que le sobrecoja un pensamiento ansioso o estresante, practique el **control del pensamiento** (pág. 139).

Recuerde y repita el **PENSAMIENTO DEL DÍA:** *«¡Soy dueño de mis pensamientos!»*

Intente **mantener el buen humor** en todo momento. Si no lo consigue, no se angustie; nos ocurre a todos. Se trata de irlo consiguiendo, durante más tiempo y en más ocasiones.

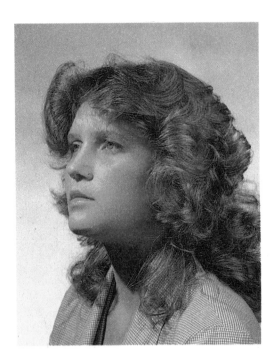

En casa

LEER Y COMPRENDER: "LAS CAUSAS DEL ESTRÉS" (págs. 53). *¿Qué es lo que **a mí** me estresa? ¿Por qué?* No debe extrañarse de que algo que a otros no les provoca estrés, se lo produzca a usted, y viceversa.

También en casa, deténgase cada hora para la "**CITA HORARIA CONMIGO MISMA/O**".

Practique el **control del pensamiento.** Hay personas que, especialmente en casa, son vulnerables a los pensamientos ansiosos o estresantes; ya que en el trabajo están lo suficientemente distraídos. Si éste es su caso, aprenda a localizar los indicios de los pensamientos inadecuados, y diga: «*¡Basta!*» (pág. 140).

Cene poco, temprano y con tranquilidad. Las cenas copiosas y tardías provocan digestiones lentas y pesadas, lo cual impide un reposo suficiente y adecuado.

A solas

Continúe apartando **tiempo para usted solo.** Muy pronto notará los beneficios. No olvide que para controlar el estrés, usted tiene que intentar descubrir **qué** o **quién** se lo produce. Y eso únicamente lo conseguirá si es capaz de analizar sus **actitudes y motivaciones** con **serenidad y equilibrio.**

Practique los ejercicios de **RELAJACIÓN.** Al principio quizá le resulte algo difícil alcanzar una completa relajación, pero, si usted persevera, pronto lo conseguirá con facilidad.

El que se dedica a la **MEDITACIÓN,** siempre es **tiempo bien invertido.**

Dé **un paseo** por un lugar tranquilo.

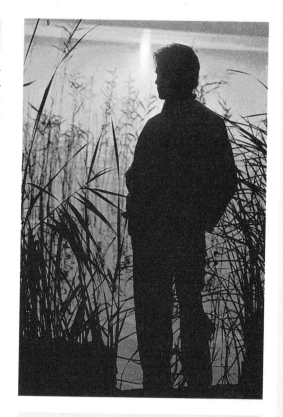

Repaso final diario

Revise sus anotaciones. Procure sacar conclusiones:

*¿Qué sucesos han hecho variar mi **AMP**? ¿Qué cosas **me alegran**? ¿Cuáles me ponen de **mal humor**? ¿Cuáles son las fuentes de estrés que he sido capaz de **dominar**? ¿Cuáles **me han dominado** a mí?*

¿En qué he fallado? No se preocupe demasiado. Los fallos sirven para ir **aprendiendo.**

Recuerde la **PALABRA CLAVE.** Haga un rápido balance de cada uno de los aspectos que representan estas seis letras.

R	E	P	O	S	A
Relajación Respiración	Ejercicio	Pensamiento positivo	Otros	Silencio	Agua Alimentación

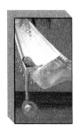

¡Las reacciones de los demás dependen de mí!

Empezar bien el día

LEVÁNTESE TEMPRANO. Hay que empezar bien.

PENSAMIENTO DEL DÍA: *«Hoy voy a conseguir una mejor relación con los demás.»*

Ejercicio al aire libre: No lo olvide, es sumamente conveniente para usted. Si puede aumente un poco su duración.

La **ducha** de agua tibia y después fría, tonifica y estimula.

Tome un **desayuno** sano y completo: *muesli* con leche descremada, queso fresco con pan tostado, fruta del tiempo, malta o tisana.

TÓMESELO POR EL LADO POSITIVO: Piense que la conducta de las personas con las que se relacione va a depender, en buena medida, de la actitud que usted adopte. Decida ser **paciente y tolerante** con todos en este día.

En el trabajo

PLANIFIQUE LA JORNADA: No olvide hacer una lista **por escrito** de las tareas a realizar. No recargue demasiado su agenda del día. Distinga bien lo **principal** de lo **secundario,** y lo **inaplazable** de lo que mañana, con más tiempo, se podrá hacer como es debido...

Ya se va usted dando cuenta de que el ratito que usted "pierde" poniendo por escrito el plan de trabajo del día, lo recobra multiplicado, pues el tiempo le rinde mucho más. Además

como sabe lo que tiene que hacer en cada momento, usted se estresa mucho menos. Y, como, por supuesto, no es esclavo de su agenda, al llegar la hora de dejar el puesto de trabajo, usted se marcha para casa. Que si esa tarea puede esperar a mañana, quiere decir que seguramente era menos urgente de lo que usted mismo pensaba anoche o esta mañana en el momento de planificar la jornada.

En su trato con los demás, **sonría** a menudo. Sea **amable** y **ofrezca su ayuda** (cuadro *"Amor-Odio"*, pág. 72). Notará la diferencia de inmediato.

Practique la **asertividad** (cuadro pág. 84). Recuerde que tanto guardarse las insatisfacciones como exteriorizarlas agresivamente, son motivos de estrés.

Intente **comunicarse adecuadamente** (cuadros págs. 76, 82).

No olvide también durante la jornada laboral su **"CITA HORARIA CONMIGO MISMA/O"**, y anote el nivel de **AMP**, beba **agua, respire.** No olvide repetir el **PENSAMIENTO DEL DÍA;** mejor si lo hace en voz alta.

Para la **comida** siga los consejos habituales. La hora de comer es "sagrada".

Propóngase **reconocer** abiertamente las **cualidades** o **logros** ajenos (por ejemplo: *¡Me gusta tu manera precisa de hablar! ¡Qué bien has hecho el trabajo hoy!*). Si tiene usted problemas con alguien, intente **hacer las paces. ¡Sea el primero en dar el paso hacia la reconciliación!**

En casa

LEER Y COMPRENDER: *¿Qué tienen que ver los demás con mi estrés?* (págs. 72-78). Mejor si lee todo el capítulo 4: "LAS RELACIONES INTERPERSONALES" (pág. 69).

Equilibre sus relaciones familiares: Compruebe la eficacia de los principios de una **comunicación eficaz** y una **relación positiva** (págs. 69-85, ver especialmente los cuadros).

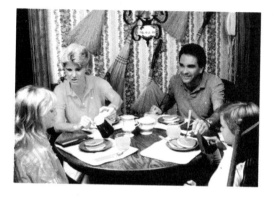

Practique la **amabilidad** y la **cortesía** también en casa. Haga **un regalo** sencillo, hoy que **no se lo esperan,** a los miembros de su familia.

TÓMESELO POR EL LADO POSITIVO: Alabe sinceramente **los logros** de su cónyuge, hijos o padre. Mantenga una **actitud tolerante y perdonadora.** Manifieste sus **emociones equilibradamente,** huyendo de los extremos (cuadro pág. 139). Y si hay que **discutir** o **enfrentarse** con alguien, **hágalo,** pero **de un modo constructivo** (cuadro pág. 83).

Cene de acuerdo a las directrices anteriores.

Y no olvide su "**CITA HORARIA CONMIGO MISMA/O".** Es realmente importante.

A solas

Piense en cómo puede **mejorar sus relaciones** con la gente en el futuro.

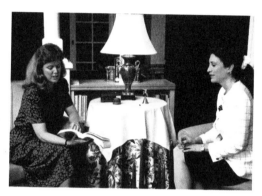

Considere **compartir** lo que usted tiene; no sólo medios materiales, sino también apoyo moral, ayuda práctica...

No olvide su sesión de **RELAJACIÓN.**

MEDITACIÓN: Si vive cerca de un parque o de un lugar silencioso, pruebe a meditar allí, en reposo o paseando lentamente.

Repaso final diario

Con ayuda de sus hojas o cuaderno de control de los niveles de **AMP,** identifique cuáles son las personas que lo ayudan a estar de buen humor y aquellos que ejercen una influencia negativa sobre su estado de ánimo. Haga **planes concretos para resolver los problemas** que pueda tener en relación a otras personas.

Compruebe si ha realizado todas las actividades antiestrés, mediante la **PALABRA CLAVE...**

R	E	P	O	S	A
Relajación Respiración	Ejercicio	Pensamiento positivo	Otros	Silencio	Agua Alimentación

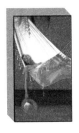

4 ¡Sin estrés, gano en salud!

Empezar bien el día

LEVÁNTESE TEMPRANO.

PENSAMIENTO DEL DÍA: *«Un estilo de vida saludable **previene** y **alivia** el estrés. ¡Sin estrés gano en salud!»*

Ejercicio al aire libre: Recuerde que el ejercicio moderado y regular es uno de los remedios más eficientes para controlar el estrés.

Dúchese, como cada mañana, primero con agua tibia, y finalmente con agua fría.

Tómese un **desayuno** sano y completo: copos de cereales con leche de soja, pan tostado con fruta fresca y yogur (o biogur).

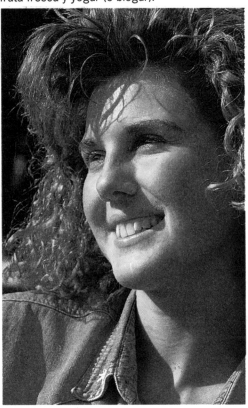

TÓMESELO POR EL LADO POSITIVO: Piense que sus pensamientos y emociones negativas afectan la salud: *«Hoy voy a afrontar los problemas sin angustiarme. Si me angustio, en lugar de resolverlos los agravo. Así que voy a analizarlos y a tomar la mejor decisión...»* (págs. 135-141).

En el trabajo

PLANIFIQUE LA JORNADA.

Mantenga su **"CITA HORARIA CONMIGO MISMA/O".**

Anote su nivel de **AMP.** Evite los pensamientos y acontecimientos que hagan descender su nivel de **AMP.**

Hable con **optimismo.** Repita el **PENSAMIENTO DEL DÍA** y **sonría.**

Dedique un par de minutos a **ejercicios respiratorios** varias veces durante la jornada.

No deje de tomar suficiente **agua** pura.

Coma de modo **saludable** y **con moderación.** Siéntese tranquilamente a la mesa, con **alegría** y con un sentimiento de **gratitud.**

Si se presenta alguna situación frustrante, tenga en cuenta el cuadro *"Cómo superar las frustraciones"* (pág. 47, ver también cuadros págs. 45, 46).

En casa

LEER Y COMPRENDER: "LA RESPUESTA AL ESTRÉS" (págs. 31-45), sobre todo el cuadro *"¿Qué ocurre cuando hay demasiado estrés?"* (págs. 36-37).

Colabore de forma eficaz en el mantenimiento del **orden** y la **limpieza** de la casa.

Dedique algo de tiempo a **trabajos caseros** que sean de su agrado. Hágalos sin prisa, no como una obligación, sino como forma de distensión.

Recuerde su **"Cita Horaria Conmigo Misma/o":** Piense en lo que va a ganar en salud y en satisfacción personal, si persevera en la práctica de los hábitos que está adquiriendo.

Dedique tiempo a **su familia.**

Cene poco, temprano, y con tranquilidad.

A solas

No olvide su tiempo en un lugar **aislado.**

Practique correctamente la **Relajación.**

Dedique tiempo a la **Meditación.**

Note cómo, con el paso de los días, y siguiendo estos sencillos consejos, usted ha ido ganando en **control sobre sí mismo** y **sobre el estrés.**

Repaso final diario

En sus anotaciones de las variaciones del nivel de **AMP,** trate de identificar lo que le **provoca estrés.** Recuerde también las situaciones que le han proporcionado **calma.** Piense en cómo hacer para **afrontar** las unas y **promover** las otras.

¿Se le olvidaba la **Palabra Clave**...?

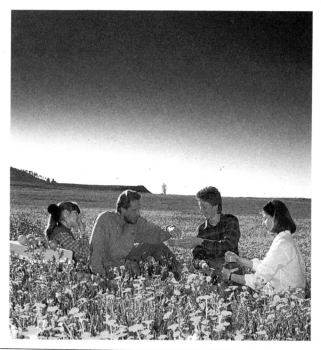

R	E	P	O	S	A
Relajación Respiración	Ejercicio	Pensamiento positivo	Otros	Silencio	Agua Alimentación

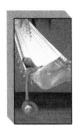

PENSAMIENTO DEL DÍA

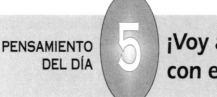

5 ¡Voy a mirar el futuro con esperanza!

Empezar bien el día

LEVÁNTESE TEMPRANO.

PENSAMIENTO DEL DÍA: *«¡Voy a intentar mirar el futuro con esperanza!* **Siempre** *hay motivo para la esperanza.»*

Ejercicio al aire libre. Siga adelante con la buena práctica de la gimnasia, el paseo matutino, el *footing*, la natación, el ciclismo, o cualquier deporte no violento que le guste.

Ducha tibia, seguida de fría.

Tome un **desayuno** saludable y completo: copos de cereales integrales cocinados con leche descremada, tostadas de pan integral con crema de cacahuete (maní), fruta fresca, malta o una tisana.

TÓMESELO POR EL LADO POSITIVO: Propóngase no mirar al **futuro** de forma pesimista. Céntrese en las **cosas buenas de su pasado.** Si es usted creyente, pídale a Dios protección para el futuro. Si lo hace sinceramente y con fe, notará que su carga se alivia.

En el trabajo

PLANIFIQUE LA JORNADA.

Mantenga durante todo el día su **"CITA HORARIA CONMIGO MISMA/O".**

Anote el nivel de **AMP.** Evoque algún **recuerdo agradable.**

Respire profundamente.

Siéntase **afortunado** por estar aprendiendo a controlar el estrés.

Si ve que va a angustiarse, **preocúpese constructivamente** (ver págs 135-141, especialmente el cuadro **"Cómo liberarse de las preocupaciones":** pág. 137). Cuando cometa un error, procure no sentirse frustrado, sino considere la experiencia como **un desafío.**

Recuerde beber **agua** en abundancia, siempre fuera de las comidas.

Para **comer,** deje **a un lado el trabajo.** Siga haciendo uso de alimentos sencillos y de calidad. Coma **despacio, masticando** y con una **actitud positiva.**

Decida razonablemente (cuadro **"Tomar decisiones":** pág. 62). Huya de las supersticiones y de las ideas pesimistas hacia el futuro: *«El futuro lo estoy construyendo yo ahora.»*

En casa

LEER Y COMPRENDER: "EL REMEDIO SUPREMO" (págs. 151-154). *La* **fe** *y la* **esperanza,** *¿protegen contra el estrés?*

Usted tiene su "CITA HORARIA CONMIGO MISMA/O".

Comente con su familia o amigos las experiencias de este PLAN DE 5 DÍAS PARA CONTROLAR EL ESTRÉS.

Algunas personas se angustian porque temen perder la salud. Piense que el **nuevo estilo de vida** que está usted practicando es el mejor medio para **prevenir** la enfermedad.

Haga un **presupuesto** sencillo que incluya los gastos fijos e inevitables (vivienda, alimentación, ropa, transporte, teléfono, gas, electricidad,...) teniendo en cuenta los gastos trimestrales y anuales. Vea lo que le queda. Eso le dará una **visión real** de lo que puede gastar libremente, y le **evitará tensiones y angustias.**

Si en algún momento se siente muy desanimado, ponga en práctica los *"Remedios contra la depresión"* (pág. 48).

Cene, como siempre, temprano y tranquilo. Es mejor **saltarse** una comida que ingerirla **con nervios.**

A solas

Vuelva a su refugio personal.

Lleve a cabo una sesión de **RELAJACIÓN.**

MEDITACIÓN.

Si es usted creyente, confíe en Dios. Piense en su pasado y **cómo se le presentó una salida** a sus problemas. Mire ahora al futuro con la certeza de que se ha de cumplir la inspirada promesa de San Pablo: «*A los que aman a Dios,* **todas** *las cosas los ayudan* **a bien**» (Romanos 8: 28).

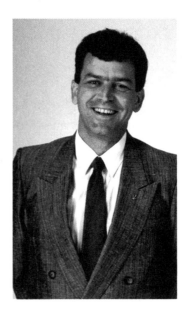

Repaso final diario

Piense en los momentos **esperanzadores** y en los **desesperantes** que tuvo a lo largo del día. Analice las **causas** de unos y otros. Intente trazar algún **plan** positivo y realista para **afrontar las dificultades** y para **aprender a disfrutar** de lo que usted es y posee materialmente, y sobre todo espiritualmente.

Repase el contenido de la **PALABRA CLAVE**...

Y ahora... «*Me hago el firme* **propósito** *de* **continuar,** *en lo posible, con este* NUEVO ESTILO DE VIDA, *que tan bien me ha funcionado durante el* PLAN DE 5 DÍAS...»

R	E	P	O	S	A
Relajación Respiración	Ejercicio	Pensamiento positivo	Otros	Silencio	Agua Alimentación

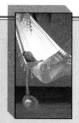

REPASO GENERAL EN DOS... PÁGINAS

En la mayoría de los casos se remite no sólo a la página indicada,
sino a todo un apartado o subapartado que empieza en dicha página

Control del ambiente

- Evitar los ambientes **ruidosos** (pág. 58; tabla "Intensidad sonora en distintos ambientes", pág. 59).

- Procurar moverme en un **espacio vital** y **personal** razonable (pág. 58).

- Mantener la **limpieza** y el **orden** en mi entorno (pág. 57).

- Disfrutar de la **naturaleza** a menudo (pág. 118).

- Reservar **tiempo libre** para el **reposo** y la **recreación** (págs. 119).

- Dedicar suficiente tiempo, y la mejor atención, a mi **cónyuge** (pág. 73) y a mi **familia** (pág. 77).

- Esforzarme en crear, por mi parte, un **buen ambiente profesional y laboral** (pág. 79).

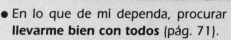

- En lo que de mí dependa, procurar **llevarme bien con todos** (pág. 71).

- Cuando me hablen, "Conviene **escuchar...** y no sólo oír" (pág. 82).

- **Buscar apoyo** en los demás (pág.121).

- Y, cuando haga falta discrepar, intentaré entablar "**Discusiones constructivas**" (pág. 83).

Control del cuerpo

- Para comer y beber, "**Optar por lo sano**" (pág. 115).

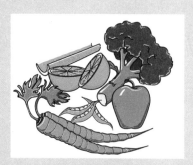

- **Descansar** adecuada y suficientemente (pág. 110; cuadro "La siesta...", pág. 131).

- Hacer un uso abundante del **agua** por dentro y por fuera (pág. 114).

- Practicar **ejercicio físico** moderado con regularidad (págs. 108, 109)

- Evitar todo tipo de **drogas** y **estimulantes tóxicos** (págs. 116-118)

- No consumir ningún tipo de medicamentos **tranquilizantes,** si no es por prescripción facultativa (pág.141; ver cuadro "**Tratamiento natural del estrés**", págs. 142-143)

- **Respirar** adecuadamente (pág. 134)

Control de las causas del estrés

Control mental

- **Planificar** todas las actividades, sin convertirme en un esclavo de mis propios planes u objetivos, o de los ajenos (pág. 121; cuadro "**Aprovechar al máximo el tiempo**", pág. 123).

- **Pensar bien** (págs. 135-140; cuadro "**Encauzar las emociones**", pág. 139).

- Mantener una **actitud mental positiva (AMP)** (pág. 122; cuadros "La mejor actitud ante los agentes estresantes", pág. 24; "El estrés y la actitud", págs. 124-125).

- **Preocuparse constructivamente** (pág. 136; cuadro "**Cómo liberarse de las preocupaciones**", pág. 137).

- **Compartir** mis bienes y mis talentos (cuadros "Victoria sobre la depresión", pág. 49; "Salud, dinero y amor," pág. 97).

- Escoger la **asertividad** (cuadro "La asertividad y el estrés", pág. 84).

- **Aceptar los errores, y convertirlos**, siempre que resulte posible, **en desafíos** (cuadro "Los errores del dibujante", pág. 67; "La mejor actitud...", pág. 24).

- **Liberarse de la culpabilidad** (pág. 66).

- Practicar la **relajación** (pág. 130; cuadro "Relajación muscular progresiva", págs. 128-129).

- Dedicar **cada día** unos momentos a la **meditación** (pág. 145).

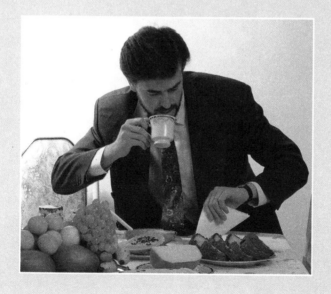

Actitud Mental Positiva (AMP)
MODELO DE REGISTRO

Fecha:

Hora	Pensamiento	Emoción que se suscita	Circunstancia en la que sobreviene	AMP (Evaluación)
7:00				
8:00				
9:00				
10:00				
11:00				
12:00				
13:00				
14:00				
15:00				
16:00				
17:00				
18:00				
19:00				
20:00				
21:00				
22:00				
23:00				

Para mejorar nuestra actitud mental y conseguir que sea lo más positiva posible, conviene descubrir cuáles son los hechos, circunstancias y personas, que nos estresan. Con objeto de conseguirlo resulta de gran utilidad llevar un registro de la evolución real de nuestra AMP, al menos durante un período de tiempo. Para ello lo mejor es irla anotando en un cuaderno pautado u hojas sueltas como la que presentamos en esta página. De este modo, después de pasada la circunstancia estresante, con toda calma, podemos analizar cuáles son las causas reales que nos provocan una baja actitud mental positiva, o incluso una actitud negativa.

BIBLIOGRAFÍA

ADAMS, J. *Stress: A New Positive Approach*. Newton Abbot: David & Charles, 1989.

ATKINSON, J.M. *Coping with Stress at Work*. Wellingborough: Thorsons Publishing Books, 1988.

BARTROP, R. W. - LUCKHURST, E. - ET AL. "Depressed Limphocyte Function After Bereavement". *Lancet* 1977; 1, 834-836.

COLEMAN, V - ROWEN, L. *Stress Control*. London: Pan Books Ltd, 1980. Existe edición española: *Adiós al estrés*. Barcelona: Plaza Janés, 1985.

CRANWELL-WARD, J. *Managing Stress*. Aldershot: Gower, 1987.

DAVIES, G. *Stress: The Challenge to Christian Caring*. Eastbourne: Kinsway Publications, 1988.

FONTANA, D. *Managing Stress*. Leicester / London: British Psychological Society / Routledge Ltd, 1989.

FRIEDMAN, H.S. *Hostility, Coping & Health*. Washington DC: American Psychological Association, 1991.

FRIEDMAN, M. - ROSENMAN, R. *Type A Behavior and Your Heart*. New York: Knopt, 1983.

GIRDANO, D. - EVERLY, G. *Controlling Stress and Tension: A Holistic Approach*. Englewood Clffs, New Jersey: Prentice-Hall, 1979.

HOLMES, T.H. - RAHE, R.H. "The Social Readjustment Rating Scale", *Journal of Psychosomatic Research*, 11, 1967, 213-218.

JEMMOTT J.B. III - BORYSENKO J.Z., ET AL. "Academic Stress, power motivation and decrease in secretion rate of salivary secretory inmunoglobulin". *Lancet* 2, 1983, 1400-1402.

KIRSTA, A. *The Book of Stress Survival*. London: Unwin Paperbacks, 1986. Existe edición española: *Superar el estrés*, Barcelona: Integral, 1990.

LAZARUS, R.S. - FOLKMAN, S. *Stress, Appraisal, and Coping*. New York: Springer, 1984. Existe edición española: *Estrés y procesos cognitivos*. Barcelona: Martínez Roca, 1986.

LENFANT, C - SHCUWEISER, M. "Contributions of Health-related Biobehavioral Research to the Prevention of Cardiovascular Deseases". *American Psychologist*, 40, 1985, 217-220.

MEICHENBAUM, D. *Manual de inoculación de estrés*. Barcelona: Martínez Roca, 1987.

MILLS, J.W. *Coping with Stress: A Guide to Living*. New York: John Wiley & Sons Inc, 1982. Existe edición española: *Cómo superar el estrés*. Bilbao: Deusto, 1985.

NASH, W. *At Easy with Stress. The Approach of Wholeness*. London: Darton, Longman & Todd, 1988.

NEIDHARDT, J., ET AL. *Seis programas para prevenir y controlar el estrés*. Madrid: Ediciones Deusto, 1989.

ROQUEBRUNE, J. P. *Cómo prevenir y combatir el estrés, angustia y depresión*. Barcelona: Editorial Molino, 1983.

SELYE, H. *The Stress of Life*. New York: McGraw-Hill, 1956.

WEISS, J. M. "Psychological factors in stress and disease". *Scientific American, 26*, 104-113.

Procedencia de las ilustraciones

Todas las fotografías que aparecen en este libro, salvo las que se indican, han sido realizadas por Ludwig Werner.

CD Corel: págs. 58, 73

CD Gazelle Technologies Inc.: págs. 17, 49, 90, 103 (1), 104, 108, 118, 136, 160, 171, 175 (2), 178, 179.

Dabrowski, Ray: pág. 152.

Hernández, Andrés: pág. 40.

Index: cubierta delantera; págs. 38 , 77, 120 (B&M Productions TCL), 126 (Mauritius Cash), 130.

Naenny, Edouard: pág. 86.

Oficina de Turismo de Austria en España: pág. 133.

Oficina de Turismo de Holanda en España: pág. 147.

Oficina de Turismo Suizo en España: pág. 14.

Pamplona Roger, Jorge: págs. 68, 103, 143, 149.

Tejel, Andrés: págs. 63, 75, 96, 98, 99, 102, 124, 135, 143, 161, 173, 176.

Los cuadros y gráficos han sido realizados en Editorial Safeliz por un sistema infográfico digital.

ÍNDICE ALFABÉTICO

INDICACIONES PARA EL USO DE ESTE ÍNDICE ALFABÉTICO

- La palabra 'Estrés' no aparece en ningún caso como entrada.
- Por ejemplo si queremos encontrar una definición de estrés, o la prevención del estrés, o las fases del estrés, buscaremos respectivamente en las entradas 'Definición', 'Prevención' y 'Fases'.
- Cuando pudiera haber dudas sobre dónde hallar el texto correspondiente a una entrada del "Índice alfabético", si figura en un cuadro, se indica entre paréntesis después del número de la página.

Obras que le recomendamos

- ## NUEVO ESTILO DE VIDA: ¡DISFRÚTALO!

  EL BEST SELLER DE SAFELIZ: 250.000 ejemplares vendidos en un año de la edición en español (traducido al inglés, francés, checo y árabe)

  El doctor Jorge D. Pamplona Roger nos introduce en un nuevo y agradable estilo de alimentarnos para conseguir una mejor calidad de vida

- ## VIDA, AMOR Y SEXO

  LA ENCICLOPEDIA QUE CUIDA DE LA SALUD Y OFRECE ORIENTACIÓN EDUCATIVA A LA FAMILIA

  Los doctores I. Aguilar y H. Galbes y un equipo de profesionales dan información y tratamientos para más de 400 enfermedades, y los mejores consejos educativos a la familia.

- ## NATURAMA

  LA ENCICLOPEDIA CIENTÍFICA DE MEDICINA NATURAL MÁS DIFUNDIDA EN EUROPA Y AMÉRICA

  Su autor, el doctor E. Schneider, expone más de 300 tratamientos naturales, usando sabiamente la hidroterapia, la geoterapia y la alimentación, en favor de la salud.

Para solicitar información, diríjase al
SERVICIO EDUCACIONAL HOGAR Y SALUD
en la dirección correspondiente a su país

ANTILLAS HOLANDESAS: Box 300, Curaçao. **ARGENTINA:** BAHÍA BLANCA: Villarino 39, 8000 Bahía Blanca, Buenos Aires; tel. (01) 24280. BUENOS AIRES: Valentín Vegara 3346, 1602 Florida, Buenos Aires; tel. (01) 7613647. CÓRDOBA: Avda. Sabattini 1680, B° Maipú, 5014 Córdoba; tel. (051) 223194. CORRIENTES: México 830, B° Yapeyú, 3400 Corrientes; tels. (0783) 24072, 26367. TUCUMÁN: Avda. Mate de Luna 2399, 4000 San Miguel de Tucumán; tels. (081) 330281, 330258. **BELICE:** Apdo. 60, Belize City. **BOLIVIA:** LA PAZ: Rosendo Villalobos 1592, Casilla 355, La Paz; tels. 352843, 327244. SANTA CRUZ DE LA SIERRA: 3er. anillo externo, Avda. C. Cushing y Alemania, Casilla 2495, Santa Cruz de la Sierra; tel.422202. **COLOMBIA:** BARRANQUILLA: Apdo. 261, Barranquilla; BOGOTÁ: Apdo. 4979, Bogotá; BUCARAMANGA: Apdo. 813, Bucaramanga; CALI: Apdo. 8726, Cali; MEDELLÍN: Apdo. 609, Medellín; SAN ANDRÉS: Apdo. 47, San Andrés. **COSTA RICA:** Apdo. 10113, San José. **CHILE:** ANTOFAGASTA: 14 de Febrero 2784, Casilla 1260, Antofagasta; tel. 24917. QUILPUÉ: Errázuriz 1027, Casilla 237, Quilpué; tels. 910039, 910874. SANTIAGO: Porvenir 72, Casilla 2830, Santiago; tel. 2225880. TEMUCO: Claro Solar 1170, Casilla 2-D, Temuco; tel. 33194. **ECUADOR:** GUAYAQUIL: Calle Tulcán 901, Casilla 1140, Guayaquil; tels. 451205, 451198. QUITO: Calle Ulloa 294 y Atahualpa, Casilla 17-21-1930, Quito; tels. 527631, 527633. **EL SALVADOR:** Apdo. 1880, C.G., San Salvador. **ESPAÑA:** EDITORIAL SAFELIZ: Aravaca 8, 28040 Madrid; tel. (91) 5334238. **ESTADOS UNIDOS:** P.O. Box 7000, Boise, ID 83707. **GUATEMALA:** Apdo. 35-C, Ciudad de Guatemala. **HONDURAS:** ROATÁN: French Harbour, Roatán, Bay Islands; TEGUCIGALPA: Apdo. 121, Tegucigalpa. **MÉXICO:** Apdo. 18813, 03020 México D.F. **NICARAGUA:** Apdo. 92, Managua. **PANAMÁ:** PANAMÁ: Apdo. 10131, Ciudad Panamá 4; DAVID: Apdo. 365, David. **PARAGUAY:** Kubitschek 899, Asunción; tel. 24181. **PERÚ:** AREQUIPA: San Francisco 323, Casilla 1381, Arequipa; tels. 239571, 233660. CHICLAYO: Alfonso Ugarte 1499, Casilla 330, Chiclayo; tels. 232641, 232911. HUANCAYO: José María Árguedas 220, Casilla 26, Miraflores, El Tambo; tel. 232489. LIMA: Jr. Washington 1807, oficina 502, Casilla 1002, Lima; tels. 338964, 337181. PUCALLPA: Avda. Basadre km 4,700, Casilla 350, Pucallpa; tel. 575237. PUNO: Lima 115, Casilla 312, Puno; tels. 351702, 352082. **PUERTO RICO:** MAYAGÜEZ: P.O. Box 1629, Mayagüez, 00708; RÍO PIEDRAS: P.O. Box 29176, 65th Infatry Station, Río Piedras, 00929. **REPÚBLICA DOMINICANA:** AZUA: Apdo. 160, Azua; SAN PEDRO DE MACORÍS: Apdo. 119, San Pedro de Macorís; SANTIAGO: Apdo. 751, Santiago; SANTO DOMINGO: Apdo. 1500, Santo Domingo. **URUGUAY:** Mateo Vidal 3211, Casilla 512, Montevideo; tel. 814667. **VENEZUELA:** BARQUISIMETO: Apdo. 525, Barquisimeto; CARACAS: Apdo. 4908, Caracas, MARACAIBO: D.F. 1010; Apdo. 10027, Maracaibo; MATURÍN: Apdo. 156, Maturín.